LOCUS

LOCUS

LOCUS

LOCUS

# Smile, please

**Smile 146**

**經絡解密** 卷一

開啟人體經絡奧秘的第一道金鑰 —— 經絡啟航＋肺經

作者 沈邑穎

策畫 蕭菊貞

封面畫作 李美慧

內頁圖 小瓶仔

責任編輯 李濰美

美術設計 張士勇、許慈力

校對 趙曼如、蕭菊貞、沈邑穎

出版者：大塊文化出版股份有限公司

台北市 105022 南京東路四段 25 號 11 樓

www.locuspublishing.com

讀者服務專線：0800-006689

TEL：(02)87123898　FAX：(02)87123897

郵撥帳號：18955675　戶名：大塊文化出版股份有限公司

法律顧問：董安丹律師、顧慕堯律師

版權所有　翻印必究

總經銷：大和書報圖書股份有限公司

地址：新北市新莊區五工五路 2 號

TEL：(02) 89902588　FAX：(02) 22901658

初版一刷：2018 年 2 月

初版十二刷：2023 年 8 月

定價：新台幣 400 元

Printed in Taiwan

# 經絡解密

卷一

# 解密

開啓人體經絡奧秘的第一道金鑰

## 經絡啓航＋肺經

**沈邑穎** 醫師

# 目錄

# 緣起

2016 年出版《中醫護好心》的醫普書之後，原本打算撰寫已被我擱置已久的中醫專業書，但一次與郝明義先生見面之後，竟又改變了計畫。

郝先生對於中醫理論很有興趣，尤其是經絡系統，我當下即與他分享經絡的概念和奧妙，沒想到他聽了之後馬上問我：「如果想進一步了解經絡，有沒有可以參考的入門書？」被他突然一問，我竟一時答不出來，因為最早學經絡已經是幾十年前的事了，之後的印證與研究則是在臨床經驗上慢慢累積與體悟出來的。但我心想過去或許還沒有合適的書籍，但現在應該會有吧！我答應郝先生回去找找再回覆他。

回到醫院工作，我詢問坐在後面跟診的一群年輕醫師們，「如果想進一步了解經絡，有沒有可以參考的入門書？」

年輕醫師們異口同聲的答案竟然是：「沒有！」

我聽了感到很驚訝，後來自己上網搜尋相關資料，確實沒有找到合適的入門書。回想自己學習中醫的過程中，尤其是經絡系統，多數是從古書典籍裡去搜尋及思考，而現代的一些經絡書籍對於一般讀者而言，仍較為深澀古奧，難得其門而入。因此我當

下就起心動念，乾脆自己來寫一本趣味的經絡入門書吧！可是，內心卻很掙扎！說好的中醫專業書何時才能開始動筆呢？

　　但後來想想，其實十幾年來不斷有對中醫感興趣的病人，以及中西醫同道詢問如何進一步了解經絡？如果能夠藉此機會將經絡概念推廣給更多人認識也不錯，就決定先輕鬆的寫一本經絡醫普書吧！

　　剛開始寫經絡時還真的很輕鬆，因為這些年我也開過許多經絡課程，臨床上更是以經絡概念來做診治，因此要切換到與隱形的讀者們聊一些經絡與生活中的趣事，自己也寫得很開心！同時我也常在診間和臉書上，與病人、跟診醫師和好友們分享寫書心得，逗得大家笑呵呵。然而大家聽完之後，開始提問了……病人希望增加養生保健；醫師希望增加臨床診治；親朋好友建議增加深度與廣度……不同的期盼都是善意，使得我原本輕鬆的心念也跟著動搖，試著將一些比較專業的概念寫進書中，然後就一發不可收拾，因為一旦加入專業的思路，就沒辦法輕輕帶過，勢必要說清楚講明白，解說的文字與圖表就一直增加，每條經絡內容就

跟我的身材一樣，不斷地「長胖」，如果納入一本書，勢必會比枕頭高，這可怎麼辦呢？

謝謝大塊文化的諒解與支持，經過幾度討論，決定由原有的一本書「繁衍」成八冊《經絡解密》的套書。

感謝郝明義先生的「投石問路」，主編李濰美小姐的信任，莊智翔醫師、余宛真醫師、張玉玲老師、王玉萍小姐、慈濟大學何翰蓁老師，洪素貞老師與楊雯婷小姐的協助審稿潤稿，李美慧老師提供畫作為本書增色，清華大學蕭菊貞老師統籌和總校稿，還有參與討論的所有病友及醫師們，才讓這套兼具醫普與專業，並以現代人的理解方式所闡釋的經絡入門書，於焉誕生！

本系列書純屬個人在學習中醫及門診臨床的心得，膽敢不揣淺陋出版，提出一些另類思考，主要是希望能拋磚引玉，讓中醫呈現出該有的多元與豐富面貌。但由於作者學養淺薄，尤其演化學非個人專長，文中若有疏漏之處，敬請各位先進不吝指導。

# 自序：含藏時間與空間秘密的中醫學

　　自古以來，中醫理論因為文字古奧精簡，內容博大精深，通常是讀書人或儒醫方能一探究竟，一般人很難理解。這種情況到了近代更加嚴重，由於西方醫學的快速發展，已成為醫界主流，若以西方現階段的科學邏輯來理解中醫，那只會使得傳統的中醫理論更加難懂，外加被貼上「不科學」的標籤。

　　但中醫真的那麼難理解嗎？

　　以個人淺見，中醫醫學難以理解的主要原因之一，在於它涵括的內容太多太廣，以天地為空間，含括人體，而不侷限於人體；以透析人類演化的時間為縱軸，而非單一的人身生死為起滅。因此古人常說，一位優秀的醫者或士人要上知天文，下知地理，中知人事。這裡所強調的正是中醫學最大的特色，呼應大宇宙的全人身心小宇宙觀，若能以此學習態度來認識中醫、理解中醫，那必定會被其博大精深所震懾，若是受限於分科、分部位的西方實證醫學思考，那就容易讀不通了。


　　雖然現代學校教育中也都有相關的天文、地理、歷史、生物和文學等課程，規劃上也算善盡培養現代的知識分子，但實際面

卻是讓學習知識流於應付考試，而非造就知識的融會貫通。現今醫師的養成，也是由學校教育而來，大家多是學院裡的頂尖優秀人才，兼具中醫、西醫的豐富學識，但我也發現很少有醫師能跨足其他知識學科，將看似非中醫的知識與智慧應用於中醫理論的思考，一窺經典的真正奧秘。我個人雖非中醫正規教育出身，身處在同樣的中醫大環境下，過去的思考也多在中醫領域，在探索中醫的過程中，當然也遇到一些難解之謎，直到十年前，開始教授經絡系列課程才有所改變。

我講課向來不希望同學死背，而是理解它的脈絡思考，這樣在臨床上遇到病人與疾病時，才能舉一反三，靈活運用。記得當時備課之際，要說明中醫所謂的「合谷太衝開四關」概念時，我一直在思考如何解說位於手背第一與第二指間虎口位置的合谷穴，與位於足背第一與第二趾間的太衝穴，兩穴如何通力合作來開四關（疏通身體的陰陽氣血運行，詳細內容將於大腸經部分說明）。

想著想著，腦中突然閃過四肢並用爬樹的猿猴，牠們的手跟腳長得很像，大指（趾）與其他四指（趾）分開，都有「虎口」的型態，能利於四肢同時握住樹幹爬樹覓食。但人類的腳卻已進化為五趾並排，並且形成人類特有的「足弓」，腳掌左右窄，前

# 猿猴四肢功能與人體手足合谷太衝穴示意圖

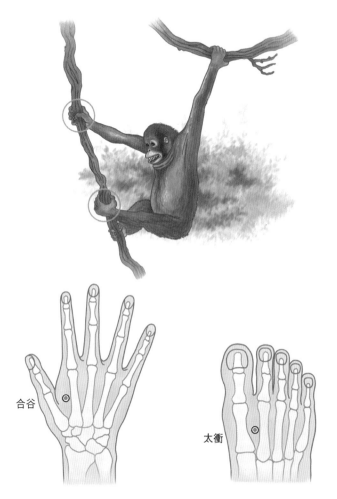

中醫「合谷太衝開四關」的要訣中，手部的合谷穴與足部的太衝穴位置，正可以猿猴強壯的四肢抓力來理解。

後長的堅固拱形結構，適合長距離的直立行走。

如果我們將合谷及太衝兩穴放回到猿猴的身體，就會看到這兩個穴位恰好在相對的位置，也就是說，由於猿猴的手與腳都有「虎口」，合谷與太衝兩穴都位於「虎口」處，這也是抓握時可以如鉗子般施力緊握的部位，讓身體可以在樹叢中靈巧的活動、追逐、覓食、求偶、逃生等，這些都是野外叢林生活必備的生存能力，因此這兩個部位一定具有非凡的能力。

當時思考著，中國古代醫家所記錄的合谷與太衝穴，有沒有可能就是源自於過去那兩個曾經位於手與足的相對位置？如果是，合谷與太衝當然具有開四關的最佳條件！

從那時起，我開始收集演化資料，陸續發現許多與中醫相對應的奧秘之處。


例如我從臨床診治病人經驗，觀察到人體的疤痕組織對於身體功能會產生持續的影響，無論當事人是否記得這個疤痕的發生時間或疤痕的存在，但身體並沒有遺忘，而是牢牢的鎖上了這道傷痕的印記，於是疤痕也就理所當然的對人體的機能產生了影響。

從這個經驗以及後續的觀察，發現身體的記憶力遠遠超過人類意識的記憶力，譬如很少人記得自己在胚胎時期或是小嬰兒時期的情況，但是身體會記得，因為人體結構很像樹木的年輪，會

記錄生命每一個階段的經歷。

　　無論我們喜歡與否，現代考古學家已經證實，人類的演化是經過好幾個大階段的改變，我們可以說是升級版的魚類，乍聽之下大概很難接受，但這說法的重點是強調在人類的演化過程中，有經過魚類階段，而且某些魚類特徵還保留在我們身體裡面。例如人類胎兒在母體子宮內是生活在一個充滿液體的袋狀空間「羊膜腔」，腔中的液體就是羊水。羊水可以提供浮力，讓胚胎自由活動、緩和衝擊等等，可說是維持胚胎成長及守護生命很重要的結構。若羊水過少，可能造成胎兒發育受限，胎兒宮內窘迫，甚者造成胎兒畸形與新生兒窒息，羊水的重要性可見一斑。

　　除此之外，國外還有媽媽在水中順利分娩，也有實驗將新生兒放到水中，小嬰兒卻能輕鬆熟練的在水裡擺動四肢，不會嗆到水，可見現代人類早期的生命仍舊生活在水中，跟魚類一樣，所以能在水中悠遊自在。


　　面對人類的演化歷程，我也開始推想，傳統中醫對於人體臟腑和經絡的見解，不僅是現在這個時間空間條件下的人體，還包含更早以前的人類形體，甚至還可以將時間再推向早期的演化階段。因此就嘗試逆著演化的時間線往回推，越推越驚訝，發現許多早期生物的特徵，竟然已經被記錄在中醫理論之中。難怪以現

代人的眼光和侷限的知識，無法理解宏觀與天地對話，微觀將時間與空間濃縮在人體之內的中醫理論！

　　由此體會，中醫學並沒有「發明」人體的理論，而是「發現」人類從單細胞生物演化的歷程還深藏在我們的身體裡面，中國古代的賢者將這些發現記錄下來。他們同時還發現，生存在天與地之間的人類，也與天地宇宙規律相對應，體現在人體的臟腑和經絡之中，因此就匯聚了這些觀察和臨床的驗證，整理、歸納、建構成一個可以傳承給後代醫者的醫學理論。下圖是中醫對於人體的觀察。

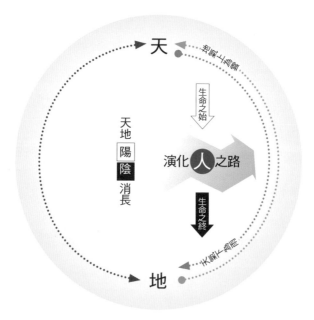

若以軸線來看，人類演化是一個以時間性為主的橫向水平軸，天方地圓的宇宙是一個以空間性為主的上下垂直軸，而人類就位在這兩個水平與垂直軸之間，人體也就包含了這些訊息。就東西方醫學所觀察的人體來說，西方醫學以當下這個時間空間的人體為主，中醫則以歷經四十億年演化和天地關係的人體為主。這也是為何東西方醫學都是面對同一個人體，但思考邏輯會差異那麼大的原因之一。

## 生命演化 24 小時比擬表

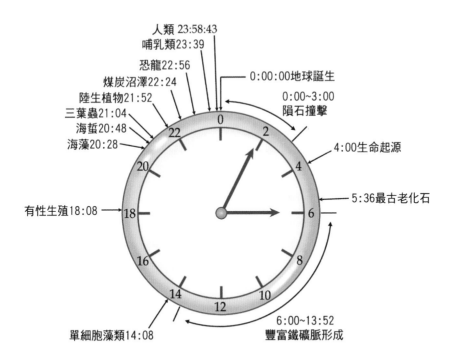

我也從上述中醫理論的特質中，發現中醫理論可以從古代應用至現代，仍非常有療效，且能歷久彌新的部分原因。

　　以生命的演化歷程來看，最早生命的出現大約在四十億年以前，而人類的誕生大約在兩百萬年前。有科學家將地球的生命以 24 小時做比喻，人類誕生的時間點在這個時鐘的 23:58:43，僅佔 1 分鐘多一點點的時間，以此比例，可以看出人類在演化過程中出現的時間很晚也很短。

　　依照這樣的理論與考古發現，從最早的單細胞生物演化至今，大約歷經了四十億年，最後兩百萬年才出現具有現代人類的身體結構。這些億年、百萬年的時間單位，聽起來是難以想像的巨大，尤其對我們這些只有百年身的生命經驗來說更是抽象，但我相信我們的身體是保留了這演化的記憶。就像有植物學家研究森林中的大樹，也已經證實大樹的細胞是存有演化記憶的。

　　生命演化的歷程，換個角度，發揮想像力來濃縮時間比例試想，從一顆小小的受精卵開始分裂，一直到胚胎的成長，都在母體的子宮羊水之中孕育，受孕十月後胎兒成熟呱呱落地，而後歷經嬰兒期「七坐、八爬、一歲站」的時間才學會自立，這必經的「新生兒誕生」過程，彷彿重演了一場生命演化大秀。

　　所以，只要能掌握人類演化的概念與方向，就能超越時間與

# 經絡解密的金鑰～人體是含容時間與空間秘密的精細傑作

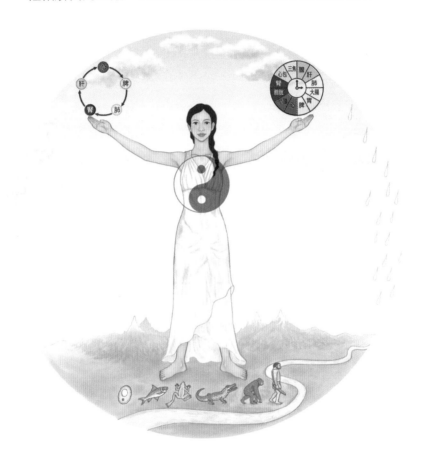

早熟完備的中醫學並不是「發明」人體理論，而是「發現」每一個生命體都包含了生命演化和天地宇宙的時間／空間特性。中醫學應用陰陽、五行等特質來闡述人體五臟功能，以十二時辰來說明十二經脈的流注特色，橫跨時間與空間的長河與時俱進，所以能成為經典醫學，其中經絡系統更是經典中的秘藏。

空間，窺見人體的奧秘，找到治療身體疾病的關鍵。我想，這也是中醫學能歷經千年而不衰的關鍵之一吧！

在這套書中寫下的不只是我研究中醫的思路與臨床經驗，也期望與各位讀者分享，雖然中醫典籍的文字精要深奧，但它所記述的內容，卻是涵蓋天地，亙古貫今，穿越時空的，這樣的內涵多麼地浩瀚精妙呀！這也是前人高度的智慧與邏輯歸納，所留下的真正寶藏。

所以中醫學不只是一個早熟而且完備的醫學體系，在經歷了時間、空間、環境、社會的變遷後，還能與時並進，為現代人解決病苦，絕對足以堪稱為「經典醫學」。而其中的經絡系統，又是這經典中的秘藏，或許有人以看不見來懷疑經絡的存在，但我卻從臨床診治上，真實的感受並體察到經絡的存在，與其在人體中所扮演的重要功能。所以在《經絡解密》系列書中，我將人體十二經絡分為八冊依序書寫，期待不只讓大家認識經絡，還要深入經絡系統，為人體解密。

以下為八冊書的分冊介紹，先略作說明：

《經絡解密》卷一：

**揭開人體經絡奧秘的第一道金鑰——經絡啟航、肺經**

肺經啟動生命的每一天，讓我們得以蓄勢待發之姿迎接甦醒後的挑戰。身為十二經絡的首發經絡，肺經包含著人類生命演化歷程以及天地對應的重要秘藏，也是全身氣血循環的第一道關口，有著嬌嫩、潔癖的特性，讓我們每天都能從潔淨中重生，成為揭開人體經絡奧秘以及開啟學習中醫之門的第一道金鑰。

《經絡解密》卷二：

**強健體魄、延續生命的關鍵——大腸經、胃經**

大腸經與肺經相表裡，是肺的貼身護衛，為肺解風熱，通鼻竅，調氣機，更配合老大哥胃經一同完成營養吸收和代謝的任務。

中醫認為脾胃是人的後天之本，胃經親自掌理食物的消化與吸收，它同時也是傳宗接代的重要經絡之一，因此有強健的胃經系統，就能擁有健壯體魄、全能發育、耳聰目明，對於個人的成長學習以及繁衍後代，都具有正向的影響與支持力。

《經絡解密》卷三：

**充滿幸福甜滋味的大地之母——脾經**

脾與胃為後天之本，除了運送胃所吸收的營養物質之外，脾

經還有人體中非常重要的向上升清力量，因為她在體內形成一個宛如簍子般的特殊生理結構，對抗地心引力，托住了人體的重要器官，也深深影響女性一生的經帶胎產四大事。此外，脾的五行屬土，如大地之母孕育及滋養萬物，加上甘味入脾，讓脾經成為一條充滿甜蜜滋味，幸福家庭的經絡系統。

### 《經絡解密》卷四：

### 維繫身心平衡運行的君主之官——心經、小腸經

心是生命之本，主血脈也主一個人的神志，是五臟六腑的君主之官，就如過去王朝的國王，其重要性可見一斑。心經系統雖然很短，卻像中心樞紐似的連結了各方重要的經絡系統，成為身心平衡運轉的關鍵掌舵者，維持情緒的穩定（EQ）。

心臟是如此重要的君主，身為表裡經的小腸經就是心臟的護衛軍。小腸經就像古代的花木蘭，剛柔並濟，不僅從人體背部保護心臟，為心臟代謝水液與火氣，成為維持美麗容貌的重要經絡系統。

### 《經絡解密》卷五：

### 人體最珍貴的先天之本與最強大的護衛官——腎經、膀胱經

中醫認為腎為人的先天之本，決定人的先天體質。腎儲藏著

人體寶貴的精氣，並主管骨、髓及腦等，與智商、智力發展、學習能力密切相關。腎經主動連結許多臟腑，提供精氣，維持身體的機能。腎也是人體最後一道防線，一旦重病或久病，陰陽失衡，氣血嚴重損耗，都會影響到腎而危及生命。

膀胱經是腎經的表裡經，是護衛腎臟的最重要保鑣。本經主要分布在人體背部，從頭到腳，是人體最長、最大的防衛系統，是抵禦外來邪氣侵襲的第一道防線。

### 《經絡解密》卷六：
### 心的密使與人體代謝網──心包經、三焦經

心包是心臟的外膜，可以視為心臟這位君王的貼身小廝，是一起成長的開心玩伴。隨侍君側，是心的密使，為心臟打理一些個人私事，使命必達。當君王有難時，也會代心受邪受難。

與心包經同為表裡經的三焦經，是運行氣血和津液的道路，也是人體之中，最精細無所不在的代謝網路，善於行氣祛濕消腫。

心包與三焦兩者合作，藉著細密的代謝系統，將心臟的君令佈達，協助執行，維持人體代謝循環的平衡。

《經絡解密》卷七：

**人體最強的排毒與淨化工務組──膽經、肝經**

膽經位於人體的側面，宛如拉鍊般連接身體前與後的結構，是人體氣機與結構的樞紐，讓身體可以保持彈性，得以自在旋轉、跳躍，也是重要的排毒與代謝系統。

肝經主管生殖系統和傳宗接代有關，肝主怒，專責對抗壓力，也是影響脾胃功能的隱形殺手。肝經身為最後一條經絡，將氣血淨化之後交給肺經，重新啟動每一天純淨的開始。

《經絡解密》卷八：

**掌握經絡奧秘，航向身心和諧之道──終極解密**

整體性的分析比較十二經脈特色，介紹如何綜合應用經絡系統來自我保健和診治疾病，以達身心和諧的秘境。同時分享個人臨床診治疾病的經驗，呈現經絡在人體所展現的「神功」，並將解開期待已久的十二經脈系統三組團隊所隱含的身體終極奧祕。

人體的十二經絡各有所司、各有所掌，讓人體這個小宇宙得以每分每秒、每日每夜，生生不息的與天地並行。若能對經絡多一點認識和了解，不只是守護健康，更是習得一套天、地、人和諧共處的養生秘笈。

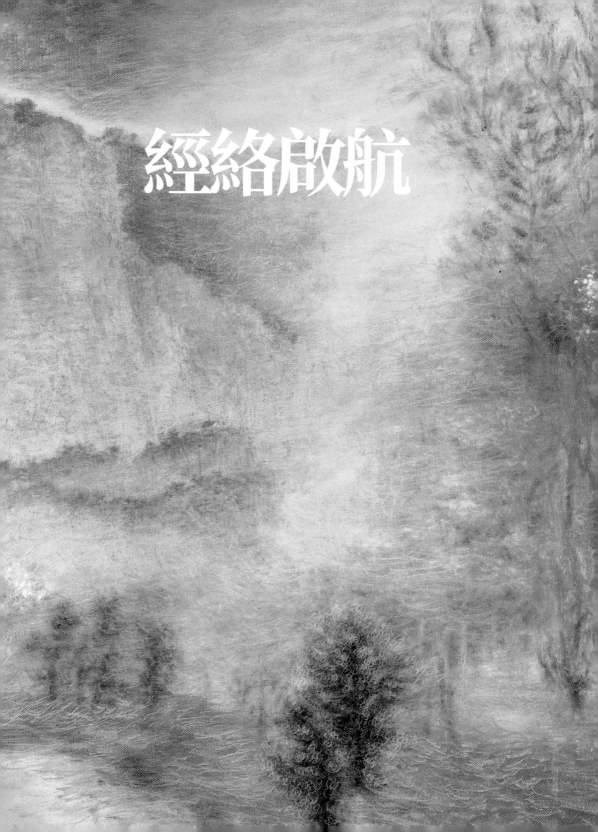

經絡啟航

# 經絡啟航

　　中醫看人體，最大的特色就是「全人整體觀」，身體本身是一個完整精密的有機體，生命的運行，依賴臟腑運作、氣血運行環環相扣以維繫，也因為互相連結，並且相輔相成而達到平衡，因此當身體失衡失序而產生病痛時，在臨床觀察診治上，就可以循著經絡系統發現病徵、解決病症，進而重回平衡的運行狀態。

　　在依序走進人體的十二經絡小世界前，首先要對整體的中醫經絡系統建立一全盤觀點，我將從中醫的人體臟腑理論，與中醫的人體經絡理論兩方面帶入。

## 一、中醫的人體臟腑理論

### 1. 從生命演化看人體

　　人類的生命起始於單細胞生物，隨著生命的型態及生活環境的改變，逐漸演化出：功能由簡而繁，器官由少而多，組織由小而大的特質。如右圖。

　　在過去簡單生物時代，營養輸送以及訊息傳遞都很簡單迅速，就像小家庭或小公司一樣，人口簡單，聯繫迅速。但當人體逐

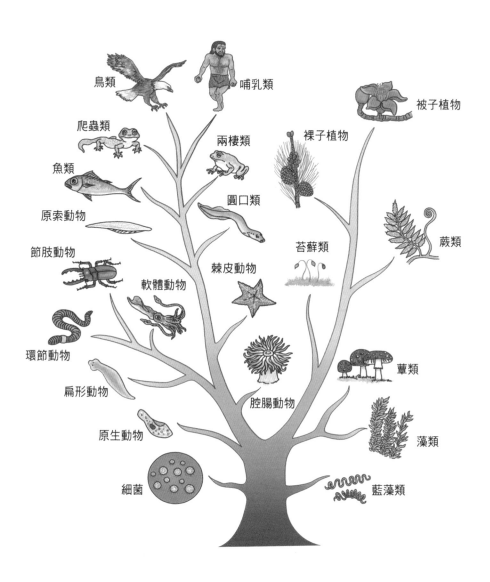

鳥類

哺乳類

被子植物

爬蟲類

兩棲類

裸子植物

魚類

原索動物

圓口類

蕨類

苔蘚類

節肢動物

棘皮動物

軟體動物

環節動物

蕈類

扁形動物

腔腸動物

藻類

原生動物

細菌

藍藻類

漸變得複雜且巨大時，身體機能仍有一個共同目標就是「維持生命」，但是如果沒有適當的管理，各組織器官很容易各自為政，導致身體的崩壞，甚至死亡。就像大家庭或大公司，當成員增多之後，就會開始建立制度，以確保能在同一目標之下，各自發揮所長，維持公司或大家族的運作。人體也是一樣，會建立組織器官之間的營養輸送以及訊息傳遞系統，讓所有組織器官成為一個「整體」，同心協力完成維持生命的重責大任！

在進入人體與天人地對應之前，先介紹中國傳統文化中的陰陽概念，以及中醫獨特的身體觀「臟象學說」。

## 陰陽概念

陰陽的概念早已滲透到中國傳統文化的各個方面，例如中醫、哲學、曆法、宗教、風水及占卜等，只要看到右方包含陰（黑色）陽（白色）的太極圖，馬上聯想到與傳統文化有關的事物。

前人真的很有智慧，面對複雜的萬事萬物，以簡馭繁，提綱挈領，選擇陰與陽來歸納，然後又可以變化無窮，亦即在不變的陰陽關係中，還存有變化無端的陰陽！這麼聰明的陰陽概念從何而來？據傳是先民們觀察到自然界中存在著各種對立又統一的現象，如天地、日月、晝夜、寒熱、高低、雌雄、上下、動靜、剛柔等，

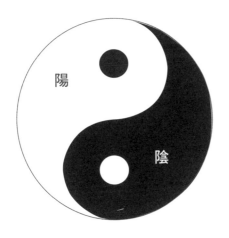

而歸納出「陰陽」的概念。

　　陽性特質，如天、晝、熱、高、雄性、上、動、剛強等，偏向男性特質。

　　陰性特質，如地、夜、寒、低、雌性、下、靜、柔弱等，偏向女性特質。


　　請再仔細觀察上方的太極圖，黑色與白色並不如刀切西瓜般的左右截然對立，而是即使在白色面積最大的區域之內仍有一個黑色圓點，反之亦然。可見陰與陽之間存在著特殊的關係，例如：


**互相對立**：萬物都有互相對立的特性。

　　例如：天地對立，天為陽，地為陰；寒熱對立，熱為陽，寒為陰。

但是這種對立關係是相對的，不是絕對的，例如上為陽，下為陰，以樓房來看，三樓相對於四樓偏低，所以三樓屬陰，四樓屬陽。另一方面，四樓相對於五樓偏低，在四樓與五樓兩層樓的關係上，四樓屬陰，五樓屬陽。

**相互依存、轉化、消長**：陰陽理論強調「陰極陽生，陽極陰生」和「孤陰不生，獨陽不長」的概念。

從太極圖可以看出，陰與陽有著消長和轉化的關係，就像白天與晚上，白天屬陽，晚上屬陰，隨著時間的流轉，白天太陽從東方升起，充滿光亮，陽長陰消，屬陽；中午之後太陽慢慢地轉到西方，天色逐漸幽暗，陽消陰長；等到太陽下山天色漆黑，此時就轉為晚間屬陰，這就是「陰極陽生，陽極陰生」的道理。

前面舉例的樓層關係中，若沒有三樓與五樓的存在，四樓就沒有高低與陰陽的概念，所以陰與陽必須倚靠對方的存在，才能成為陰陽。

自然界之中，萬物都需要陰與陽同時存在，互相合作。例如植物的生長需要屬陽的陽光，也需要屬陰的土地，如果只有陽光而沒有土地就是「獨陽」，沒有陽光只有土地就是「孤陰」，若只在單一條件下，植物都無法生長，所以才會點出「孤陰不生，

獨陽不長」，必須陰陽和諧，萬物才能欣欣向榮。

太極圖中陰陽存在著互依和轉化的關係，陰中有陽，陽中有陰，加上彼此的消長，呈現出宇宙萬物不斷變動的動態現象，而人體亦然。

《黃帝內經》指出「陰陽者，天地之道也。」、「陰陽者，數之可十，推之可百；數之可千，推之可萬；萬之大，不可勝數，然其要一也。」中醫學也使用陰陽概念來闡述人體的組織、部位和活動，例如：氣為陽，血為陰；背為陽，腹為陰；表為陽，裡為陰；動為陽，靜為陰；六腑為陽，五臟為陰。陰陽還可以再細分，如五臟之中，心為陽，腎為陰；心的氣血，心氣為陽，心血為陰等，陰陽概念成為中醫核心理論，指引中醫師診斷與治療疾病的方向。

**臟象學說**

大家都知道人體主要維持生命的器官就是「五臟六腑」，包括：肝心脾肺腎等五臟，大小腸、三焦、膽、胃、膀胱等六腑，這些名詞中醫沿用了數千年。

近代西方醫學興起，醫學知識引入東方，由外文翻譯成中文之時，直接借用傳統的臟腑名詞。由於東方與西方看人體的角度不同，闡釋的內涵也不同，導致臟腑名字相同，內涵卻不相同的

混亂現象。例如心臟的功能，西醫認為是推動循環系統中血管的血液，中醫所認知的心除了主管血液及脈動之外，還包括神志情緒，就如同俗語中的「心情」、「心志」一樣。

為什麼會有這樣的差別呢？

前面介紹過，中醫發現人體是演化的產物，以及天地大宇宙的精美縮小版，蘊涵著無比豐富的奧秘，而且彼此之間都有密切聯繫，將人體連結成一個整體，牽一髮動全身。中醫將這些發現整理成為一個理論，稱為「臟象學說」。

### 臟象學說的內涵

「臟象」顧名思義就是指人體內在的臟腑活動，表現於身體之外的徵象。這些臟腑功能以及體外徵象的組合就是「臟象學說」。所以臟象學說的內容主要是內在的臟腑，以及透過經絡系統連結的四肢百骸和官竅等。

我們以肺經經絡系統為例，參見右圖。

依據臟象學說，肺臟的特色是：

●內在臟腑：肺與大腸這兩個臟腑有表裡關係，功能上相輔相成，但肺為主導。

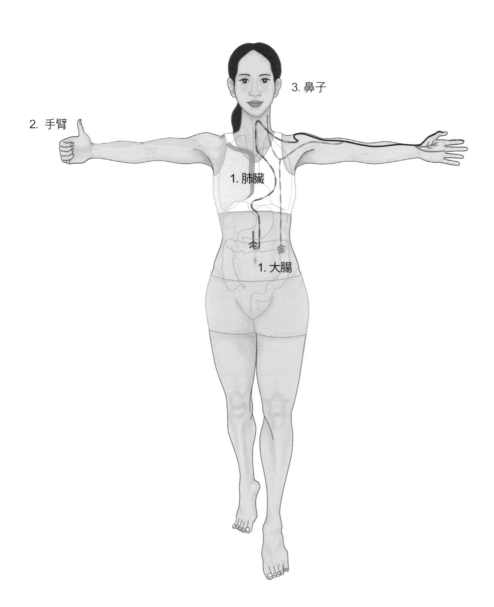

3. 鼻子

2. 手臂

1. 肺臟

1. 大腸

●四肢百骸：透過經絡連結手臂，手臂陰面的前線直到拇指這段路線屬於肺經。

●官竅：肺主呼吸，鼻子也與呼吸有關，中醫說「肺開竅於鼻」，鼻子的功能由肺管轄。

透過經絡系統的連結，讓人體內在臟腑活動會表現於身體之外，讓我們得以觀察人體外在的表現，來了解身體內在的臟腑機能，這種現象中醫稱之為「由外知內」。

這個方法日常生活都會用到喔！譬如婆婆媽媽都有不必切開西瓜，就能選到好瓜的秘招，例如拍拍瓜體有清脆的聲音，還有紋路清晰，頭尾形狀勻稱，瓜臍窄小緊實等眉角，這樣買回去的瓜，清甜又多汁，保證全家大小都讚不絕口！西瓜的內在滋味可以透過外在型態的觀察，更精密的人體當然會透露出更多的訊息囉！所以中醫師就能依據臟象所提供的訊息，由外知內，來診斷及治療疾病。

## 2. 人與身體的對應關係

依據臟象學說，首先介紹關係最親密的五臟與六腑。五臟為肝、心、脾、肺、腎，六腑為膽、小腸、胃、大腸、膀胱及三焦。其中三焦因為很難定義，所以本篇章暫時不論，只討論其他五腑，以便與五臟相配。

五臟與六腑之間，功能一樣都是相輔相成，但所在部位就有差別了，有些像連體嬰一樣黏得很緊，例如肝與膽；有些屬於遠距夫妻，兩者分開但同為家庭打拚，例如腎與膀胱，脾與胃；最後一組屬於上司與部屬的關係，例如心與小腸，肺與大腸，離得很遠，中間沒有任何明顯的連線，而是透過經絡系統的連結來合作。這種相對應的關係，中醫稱為「表裡關係」。

### 五臟六腑互為表裡

五臟從形象上來看，屬於實體性器官；功能上負責儲藏人體最珍貴的氣血、津液、精氣等精微物質，中醫稱為「藏精氣」，所以《內經》說「五臟者，藏精氣而不瀉」。

六腑從形象上來看，屬於管腔性器官；功能上負責食物的受納、腐熟、吸收和排泄，也就是整個消化過程，中醫稱為「傳化物」，所以《內經》說：「六腑者，傳化物而不藏」。

每對臟腑的功能都是既有收藏，也有傳化，合作無間。

五臟主藏精氣，與人體生命機能密切相關，相較於時時要傳化食物的六腑，偏於靜態，而且深居於身體的中心部位，因此在陰陽特質方面屬陰，屬裡。六腑主傳化物，只要一進食就啟動它們的動態運作機制，相較於五臟，居於身體比較周邊，淺層的部位，因此在陰陽特質方面屬陽，屬表。

五臟與五腑：肝與膽，心與小腸，脾與胃，肺與大腸，腎與膀胱，從而建立了各自的「表裡關係」。臟腑還與身體的器官、組織、官竅等建立連結關係。

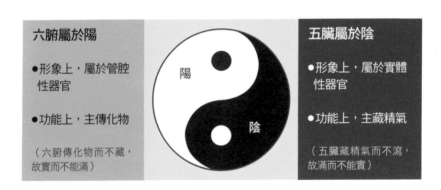

## 身體與情志密不可分

中醫很早以前就發現身體與情志互相影響，因此將情緒也歸入五臟系統，以便於診治疾病，所以中醫是很善於治療情志病的。

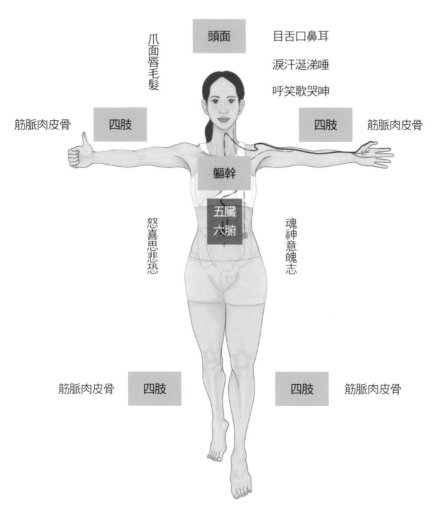

頭面

目舌口鼻耳

淚汗涎涕唾

呼笑歌哭呻

爪面唇毛髮

四肢

四肢

筋脈肉皮骨

筋脈肉皮骨

軀幹

五臟
六腑

怒喜思悲恐

魂神意魄志

四肢

四肢

筋脈肉皮骨

筋脈肉皮骨

人與身體對應圖

| 人與身體對應 | | | | | | | 五臟 | 五腑 |
|---|---|---|---|---|---|---|---|---|
| 五聲 | 五液 | 五志 | 五藏 | 五華 | 五體 | 五竅 | | |
| 呼 | 淚 | 怒 | 魂 | 爪 | 筋 | 目 | 肝 | 膽 |
| 笑 | 汗 | 喜 | 神 | 面 | 脈 | 舌 | 心 | 小腸 |
| 歌 | 涎 | 思 | 意 | 唇 | 肉 | 口 | 脾 | 胃 |
| 哭 | 涕 | 悲 | 魄 | 毛 | 皮 | 鼻 | 肺 | 大腸 |
| 呻 | 唾 | 恐 | 志 | 髮 | 骨 | 耳 | 腎 | 膀胱 |

臟腑與人體的對應關係請參閱上表，相關內容在後續篇章中介紹。

## 五臟六腑對應十二官位

《內經》時代的老醫家為了讓後世學者更了解臟腑觀念，還特別借用朝廷中的官位來說明臟腑特性。

心者，君主之官，神明出焉。
肺者，相傅之官，治節出焉。
肝者，將軍之官，謀慮出焉。
膽者，中正之官，決斷出焉。
膻中者，臣使之官，喜樂出焉。
脾胃者，倉廩之官，五味出焉。

| 臟 | 官位 | 職能 | 腑 | 官位 | 職能 |
|---|---|---|---|---|---|
| 心 | 君主之官 | 神明出焉 | 小腸 | 受盛之官 | 化物出焉 |
| 膻中 | 臣使之官 | 喜樂出焉 | 三焦 | 決瀆之官 | 水道出焉 |
| 肺 | 相傳之官 | 治節出焉 | 大腸 | 傳導之官 | 變化出焉 |
| 肝 | 將軍之官 | 謀慮出焉 | 膽 | 中正之官 | 決斷出焉 |
| 脾胃 | 倉廩之官 | 五味出焉 | 脾胃 | 倉廩之官 | 五味出焉 |
| 腎 | 作強之官 | 伎巧出焉 | 膀胱 | 州都之官 | 津液藏焉，氣化則能出矣 |

　　大腸者，傳導之官，變化出焉。

　　小腸者，受盛之官，化物出焉。

　　腎者，作強之官，伎巧出焉。

　　三焦者，決瀆之官，水道出焉。

　　膀胱者，州都之官，津液藏焉，氣化則能出矣。


　　總計十二個官位，它的職能也都切合臟腑的功能。例如，人體以心為主導，所以是為君主之官；肺與心同居於胸中，肺主氣，為心的輔佐，助心輸送血液，所以是宰相；五志主怒，很容易怒髮衝冠的肝，當然是將軍；有膽量的人必然很果決，但做決定時

須考量到公平公正，以免顧此失彼，所以膽很像判官，需做出公正的決斷等，都符合臟腑本身的生理功能。

《內經》也提醒「主明則下安⋯⋯主不明則十二官危」，這裡的「主」當然是心臟，指出萬一心臟功能不彰，那麼所有臟腑機能都會瀕於危險，例如出現心肌梗塞這個隱形殺手時，身體其他機能也會跟著遭殃而喪失生命，心臟的重要性，中醫自古即知。

## 3. 人與天地的對應關係

中醫觀察到人生活於天地之間，人體與天地也有對應關係，例如心臟在體內持續跳動，推動血液，血液為紅色，並產生熱能，這些特質與五行的火，五季的夏季，五氣的暑熱，五色的赤色，再加上火性偏熱，五方屬於氣候較熱的南方，天氣熱則萬物生長快速，五化為長⋯⋯等，中醫因此就將觀察所得，整理成右頁的對應表。

其實現代的研究也發現，人體體內的水分與地球的水分比率都是百分之七十，人體果真是一個精密的小宇宙。

### 五行學說的特色

在人與天地對應的關係中，五行可以視為領頭羊，其他的特

| 五臟 | 五腑 | 人與天地對應 | | | | | | | |
|---|---|---|---|---|---|---|---|---|---|
| | | 五行 | 五方 | 五季 | 五氣 | 五化 | 五色 | 五味 | 五音 |
| 肝 | 膽 | 木 | 東 | 春 | 風 | 生 | 青 | 酸 | 角 |
| 心 | 小腸 | 火 | 南 | 夏 | 暑 | 長 | 赤 | 苦 | 徵 |
| 脾 | 胃 | 土 | 中 | 長夏 | 濕 | 化 | 黃 | 甘 | 宮 |
| 肺 | 大腸 | 金 | 西 | 秋 | 燥 | 收 | 白 | 辛 | 商 |
| 腎 | 膀胱 | 水 | 北 | 冬 | 寒 | 藏 | 黑 | 鹹 | 羽 |

質都跟隨五行而變化，所以臟腑對應五行特質所形成的五行學說也是中醫的核心理論。陰陽理論以陰陽對立、互根、消長以及轉化為主，五行學說則以五行之間的相生與相剋關係為主。

相生相剋是什麼意思呢？

木火土金水是大自然中實質存在的東西，也是我們日常生活中時時刻刻應用到的物品，例如木材，廚火，泥土，鋸子（金屬），自來水，您看，這些是不是都存在一般的生活中？我們會用鋸子或斧頭來砍木材，用水來滅火……。

這種以 A 去抑制 B 的功能或破壞形體的情況，就是「相剋」，

因此金可以剋木，水可以剋火。

反過來說，水可以滋養樹木，而木材可以用來生火……，這種以 A 去協助 B 的功能或型態的情況，就是「相生」，因此水可以生木，木可以生火。

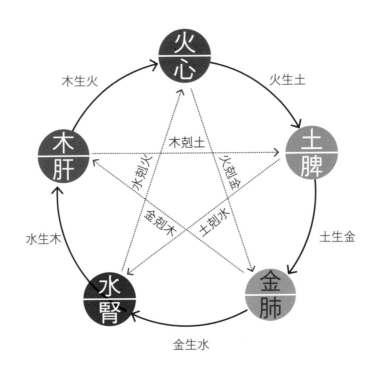

## 五臟與天地對應圖

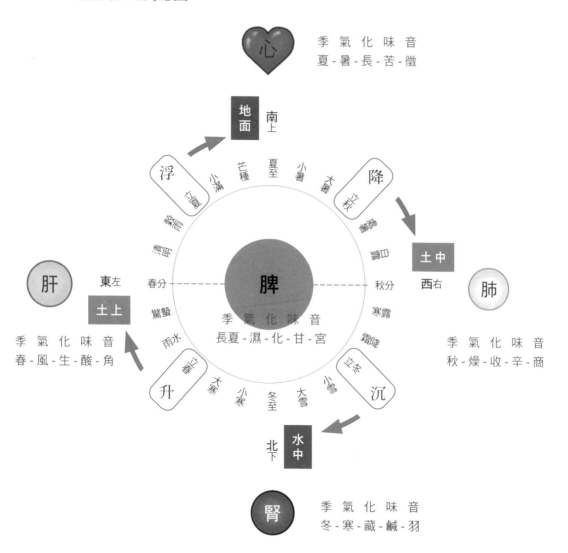

季 氣 化 味 音
夏 - 暑 - 長 - 苦 - 徵

地面 南上

浮

小滿 芒種 夏至 小暑 大暑

立夏

降

立秋

穀雨

處暑

清明

白露

土中 西右

脾

季 氣 化 味 音
長夏 - 濕 - 化 - 甘 - 宮

肝 東左

土上

春分

秋分

寒露

驚蟄

霜降

雨水

立冬

季 氣 化 味 音
春 - 風 - 生 - 酸 - 角

升

立春

大寒 小寒 冬至 大雪 小雪

沉

肺

季 氣 化 味 音
秋 - 燥 - 收 - 辛 - 商

北下 水中

腎

季 氣 化 味 音
冬 - 寒 - 藏 - 鹹 - 羽

其餘的五色、五味等，也都配合五行而出現相生相剋的關係。
請參閱前頁的五臟與天地對應圖。

一旦五臟配合五行，五臟之間也跟著產生相生與相剋的關係，
例如肝木生心火，當心臟機能不足時，可以透過補肝來改善心臟
功能；肝木剋脾土，長期的情緒壓力，導致肝氣過旺，也會影響
脾胃的消化吸收功能，出現腹痛腹脹，消化不良的現象，這也是
現代人常見的文明病。

中醫從觀察生命演化，人與自己的身體，以及人與天地的三
種對應關係，形成中醫特有觀察身體的方式：「臟象學說」及人
與天地相應的「整體觀」，請參閱以下跨頁圖。

| 人與身體對應 | | | | | | | 五臟 |
|---|---|---|---|---|---|---|---|
| 五聲 | 五液 | 五志 | 五藏 | 五華 | 五體 | 五竅 | |
| 呼 | 淚 | 怒 | 魂 | 爪 | 筋 | 目 | 肝 |
| 笑 | 汗 | 喜 | 神 | 面 | 脈 | 舌 | 心 |
| 歌 | 涎 | 思 | 意 | 唇 | 肉 | 口 | 脾 |
| 哭 | 涕 | 悲 | 魄 | 毛 | 皮 | 鼻 | 肺 |
| 呻 | 唾 | 恐 | 志 | 髮 | 骨 | 耳 | 腎 |

在中醫這樣的概念下，沒有任何一個組織器官是單獨存在的，它們都與其他的組織密切相關，也都深深影響著身體的生理機能與病理現象，一如大家常說的「國家興亡，匹夫有責」一樣，每個組織都承擔著共同的責任，就是延續生命。人也必須與天地和諧相處，讓陰陽調和，方能身心輕安延年。

因為各個臟腑都有與其連結的組織，所以當這些組織發生病變的時候，就可以循著中醫理論找到疾病源頭，從根本治療，這就是中醫治病強調治本的道理。例如眼睛紅腫，情緒暴躁易怒，中醫可以「從外知內」，診斷肝火上炎，只要清降肝火，治療病本就可以緩解，無需點眼藥，或吃鎮靜劑等這類治標的方式。

| 五腑 | 人與天地對應 | | | | | | | |
|---|---|---|---|---|---|---|---|---|
| | 五行 | 五方 | 五季 | 五氣 | 五化 | 五色 | 五味 | 五音 |
| 膽 | 木 | 東 | 春 | 風 | 生 | 青 | 酸 | 角 |
| 小腸 | 火 | 南 | 夏 | 暑 | 長 | 赤 | 苦 | 徵 |
| 胃 | 土 | 中 | 長夏 | 濕 | 化 | 黃 | 甘 | 宮 |
| 大腸 | 金 | 西 | 秋 | 燥 | 收 | 白 | 辛 | 商 |
| 膀胱 | 水 | 北 | 冬 | 寒 | 藏 | 黑 | 鹹 | 羽 |

## 中醫的時間醫學

人與天地相對應關係除了一年的五季之外，還包括一天中的十二時辰。

十二時辰的對應關係主要是以十二經脈在身體流注期間，每一條經脈都有它經氣最旺盛、工作能力最強的一個時辰。如下圖。

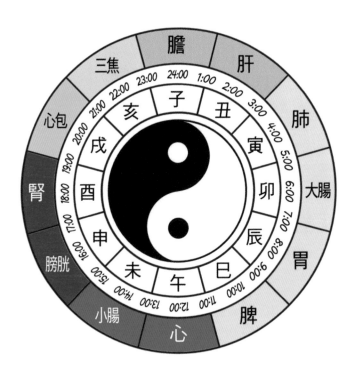

十二經脈與十二時辰對應圖

有個簡單的歌訣供大家參考：

肺寅大卯胃辰官，脾巳心午小未中，
申膀酉腎心包戌，亥焦子膽丑肝通。

自古以來，除了中醫師外，練功者及養生家都會配合這個時辰表來活動，譬如 5-7 點卯時大腸經最旺，最好能排便，清腸胃，之後 7-9 點辰時胃經最旺，趕緊吃早餐，此時營養吸收最好！另外，晚上十一點到凌晨三點膽經與肝經最旺，中醫說「人臥，血歸於肝」，此時應趕緊去睡覺，不要再有任何活動，血液就會回到肝臟。子丑這兩個時辰正是肝膽經修復人體組織、淨化氣血的時刻，人體才能長保健康。所以說中醫是不是很科學？

2017 年諾貝爾醫學獎頒給研究「生理時鐘」的三名科學家，因為他們發現控制生理時鐘（circadian rhythm）分子機制，解釋晝夜作息規律背後的運作。其他研究也指出，當人們的作息節奏長期跟生理時鐘不配合時，會增加罹患癌症、神經性退化疾病、新陳代謝失調和炎症等疾病的風險。這個看法與中醫的時間醫學有些相似之處，期待未來東方與西方醫學可以合作，配合人體的時間節律，除可自我保健之外，更可預防與治療重大疾病。

## 人體與節氣和時辰對應圖

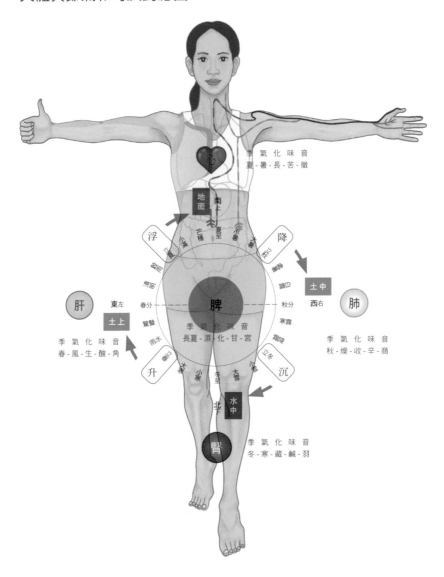

季 氣 化 味 音
夏 - 暑 - 長 - 苦 - 徵

地面

南上

浮

降

土中
西右

肝 東左

土上

脾

季 氣 化 味 音
長夏 - 濕 - 化 - 甘 - 宮

肺

季 氣 化 味 音
秋 - 燥 - 收 - 辛 - 商

季 氣 化 味 音
春 - 風 - 生 - 酸 - 角

升

沉

北

水中

腎

季 氣 化 味 音
冬 - 寒 - 藏 - 鹹 - 羽

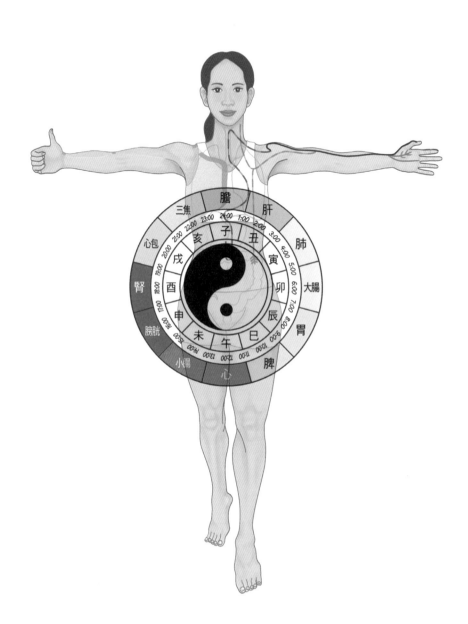

# 二、中醫的人體經絡理論

## 經絡系統是演化生命體的維生連結系統

　　人類從單細胞生物演化而來，逐漸發展成身體內在的器官及身體外在的肢體，身體持續增大，生理需求也跟著增加，就像個新興城市，當人口變多地域就會擴大，生活中的食衣住行育樂、交通等需求增加，此時就須開始建設房屋及道路，架設水電瓦斯供應管道，成立市場、學校等連結系統，以供應民生所需。人體也是一樣，有著越來越多、分工越精細的組織器官，以及活動頻繁的四肢軀幹，彼此之間都需要一個類似城市的連結系統，以輸送養分和傳送訊息，如此才能讓複雜的人體同舟共濟，共同完成生命活動。

　　中醫發現這個精妙的人體連結系統，因為有著如紡織物的網絡狀態，就稱之為「經絡系統」，是維持生命的重要系統。經絡系統既是一個維生系統，因此也存在於所有的生物體內，不只動物有經絡，甚至植物也有經絡。台灣有位蕭貴文先生以針灸原理，在果樹的樹幹找出穴位扎針，成功為果樹提前十天到一個半月開花，成為首位也是唯一的植物針灸中醫師。蕭先生運用中醫理論的看診原理，發明「木本植物之生長促進與開花時序之調整方法」獲得了專利權，也證實了植物也有經絡。

為何用對穴位，就能產生這麼神奇的療效？

穴位位在經絡系統上，是經脈裡面的氣血輸注到體表的部位。我們可用鐵路來說明穴位的特性。鐵路沿線經過大大小小的城鎮，鐵路局會依人口多寡及交通運輸重要性來設置停靠站，人口眾多的城市，例如台北，台中，高雄等，車站腹地大停靠的車輛多；人口數比較少的城市，例如我工作所在的台東縣關山鎮，車站腹地小有些快車便不停靠，所以能選擇的班次就比西部大城市少很多。大的車站人潮多、收益高，當然會有較多的建設和影響力。

穴位就是經絡列車的停靠站，每條經絡都跟鐵道沿線一樣，滿佈著大大小小的穴位，它們的功能主要來自所屬的經絡系統。

穴位依據所在位置及特性不同，所聚集的氣血多寡也不同。若以同樣一根針來刺激穴位，選擇氣血聚集較多的穴位，其治療效果比較好，影響力也比較大，當然經濟效益也高。因此古代醫家在每條經絡上，特別標註臨床診治有特效的穴位。這些特定穴位數與經絡長度正相關，如手經比較短，從11穴到22穴；足經比較長，從14穴到67穴。右圖為肺經，左臂上的圓點就是肺經的穴位。

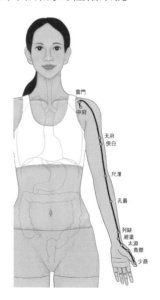

## 1. 經與絡的定義

古人的衣物許多都是由家中婦女編織，可以看到製作的過程。中醫師觀察到人體的連結系統，形狀類似紡織物的網絡，深淺大小不同，所以就使用編織物的名稱來命名。

例如：

編織物的直線稱為「經」，中醫就將直行的連結系統稱「經」。

綿絮及粗綿稱「絡」，中醫就將較不規則的連結系統稱「絡」。

經絡是人體內經脈與絡脈的總稱，做為人體的連結系統，除了形狀之外，還肩負重要的生理功能，這些概念在中醫經典《內經》裡都有深入的說明。

### 經絡的分布

經：「經脈為裡」，「經脈十二者，伏行分肉之間，深而不見」。經脈有十二條，分布在人體較深的部位，無法看到。

絡：「諸脈之浮而常見者」，「支而橫者為絡，絡之別者為孫」。絡的數目多，分布在人體較淺的部位，分枝多，橫向分布，可以看見。絡的分支稱為孫絡，例如體表的微血管就屬於孫絡。

從文字的意涵來看，「經」有路徑的意思，也有恆常、常道之意，是經絡系統的主幹，縱行的通路，多循行於人體深部，日

夜恆常循環不懈，以維持人體的機能。

「絡」有網絡的意思，也有聯絡、網絡、纏繞之意，是經脈的分支，縱橫交錯遍佈，猶如網絡一樣聯繫及纏繞全身，分布在人體的淺處。

## 2. 經絡的功能和重要性

經絡主要有四大系統：經脈系統、經別系統、絡脈系統和經筋系統。我在臨床診治上常將四大系統合在一起研究和應用，因此本書多會以「經絡系統」來統稱經絡四大系統。

經絡論述初現於《馬王堆醫書》，完整的經絡理論則見《內經》。《內經》所說的「經脈」主要指經脈系統。為了讓讀者容易理解，將《內經》中有關經脈的內容整理成「經脈三部曲」加以說明。

## 經脈三部曲

### 第一部曲： 解釋經脈的功用

《內經》記載：

「十二經脈者，內屬於府藏，外絡於肢節。」

「人之血氣精神者，所以奉生而周於性命者也。經脈者，所以行血氣而榮陰陽，濡筋骨，利關節者也。」

首先解釋經脈的功用有二：

● 經脈是一個「連結系統」，負責連接臟腑與四肢軀幹。

身體內部的五臟六腑與身體外部的四肢軀幹，透過十二經脈連結在一起。經脈也像道路一樣，將所有的城鎮連結起來，讓居民可以自由往來。這也就建立了中醫特有的內在臟腑與外在軀幹相連的「內外相連」關係。

● 經脈是一個「通路系統」，協助臟腑運送維持生命的重要物質到全身。

中醫認為維持生命最關鍵的物質就是血氣精神，十二經脈是連結內臟與四肢軀幹的通路，臟腑所生產的氣血就可經由經脈這個通路輸送至全身，既能維持體內臟腑的陰陽平衡，也能滋養體外的四肢筋骨，讓關節活動順暢。

## 第二部曲 ： 經脈的重要性

《內經》記載：

「經脈者，所以能決死生，處百病，調虛實，不可不通。」

「十二經脈者，人之所以生，病之所以成，人之所以治，病

之所以起。學之所始，工之所止也，麤之所易，上之所難也。」

　　人能否存活？是否會生病？疾病能否治癒？這些來自身體生理／病理狀況以及疾病的預後等，都跟經脈有密切的關係。所以《內經》再次強調，經絡深深影響一個人的生老病死四大環節，如果經絡照顧得當，就可以長命百歲。

　　經脈除了與一般人有關之外，它更是醫師習醫的核心基礎，而且學無止境，未來醫療能力的高下取決於經絡的了解和應用。因為經絡實在太重要了，影響人體這麼深遠，對醫生來說，當然值得窮畢生之力去研修、去探討。


　　歷代的醫學家都特別強調經絡的重要性，例如：

　　●諺云「學醫不知經絡，開口動手便錯。」經絡不明，無以識病證之根源，究陰陽之傳變。（宋─竇士材）

　　●夫經絡為識病之要道⋯⋯經絡不明，何以知陰陽之交接，臟腑之遞更，疾病情因從何審察。（宋─竇士材）

　　●醫而不知經絡，猶人夜行無燭，業者不可不熟。（明─李梴）

　　●經絡並不是《傷寒論》獨有的，凡是學中醫的，為了給以後的學術打下很好的基礎，首先得先學好經絡。⋯⋯病機變化之快，治療方法之多，不用經絡學說的廣泛歸納是不行的。（現代─劉渡舟）

## 第三部曲：經脈要「通」的健康原則

《內經》：「經脈者，所以能決死生，處百病，調虛實，不可不通。」


經絡連結人體臟腑、孔竅、皮毛、筋肉、骨骼等各種器官組織，形成緊密的、統一的整體，經絡同時也是人體氣血、津液運行的通路，遍佈於全身。

十二經脈尤其是臟腑運送氣血至全身的重要通路，經脈通路如果順暢，人體的組織器官得到充分的營養，身體自然健康。反過來說，如果經脈阻塞，氣血無法送達，與這條經絡所連結的臟腑與軀幹四肢，就會失去營養而產生不適或疾病。因此想要健康，經脈務必要暢通。

「疼痛」是身體不舒服時最明顯且常見的感覺，中醫認為「不通則痛」，因為經脈不通，氣血無法運送到組織器官才會產生疼痛，改善的方法，只要「通則不痛」，經脈通暢，氣血可以順利運達，組織器官得到營養，痛感自然就解除了。

例如要治療心臟疾病，只要在心經經脈上給予適當的治療，截長補短，虛證用補法，實證用瀉法，讓經脈暢通就可通行氣血，心臟得到滋養就能回復平衡狀態，這個法則可以應用在各種病症上。所以《內經》特別指出，若要活命，經脈不可不通！

## 經絡系統是中醫的核心

依據《內經》的記載，加上個人臨床治療的印證，我認為經絡系統是中醫的核心，因為有了經絡系統，才能連結臟腑與軀幹四肢，還把臟與腑連結成表裡經，再將五官配五臟，形成人體的整體觀，所以看不見的經絡系統是中醫整體觀的幕後功臣。

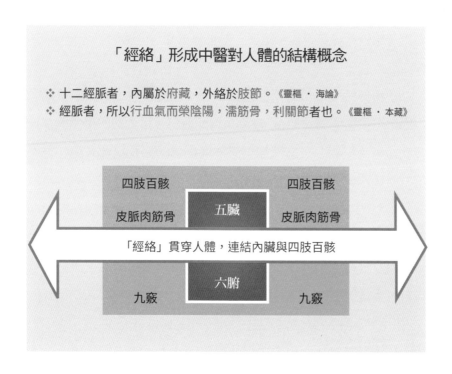

「經絡」形成中醫對人體的結構概念

❖ 十二經脈者，內屬於府藏，外絡於肢節。《靈樞·海論》
❖ 經脈者，所以行血氣而榮陰陽，濡筋骨，利關節者也。《靈樞·本藏》

四肢百骸　　　　　　　　　四肢百骸
皮脈肉筋骨　　五臟　　　皮脈肉筋骨

「經絡」貫穿人體，連結內臟與四肢百骸

六腑

九竅　　　　　　　　　　　九竅

## 3. 經絡四大系統的特色

　　人手一機的行動通訊裝置，是現代人的基本配備，現在就藉由智慧型手機的概念來說明經絡系統的特色。

　　手機是儲存及瀏覽資料的主體，裡面的資料包羅萬象。

　　正常的傳輸線包含兩類導線：充電及傳輸，所以傳輸線具有兩個功能：一是充電，另一是傳輸資料。如果打開傳輸線，就會看到導線被絕緣體包覆，這與一般電線概念是一樣的。

　　手機傳輸充電線有兩個連接頭，一頭接手機，另一頭接插頭以充電，或是連結其他 3C 產品來傳輸資料。這兩端的接頭處都比傳輸線粗大堅固，一方面配合手機與插頭的插孔尺寸，另一方面因為這兩端常常會被拔插，因此一定要加強它的強韌結構，可以減少線材的損傷，後來市面上甚至還有銷售保護這兩端線頭的保護套，可見線頭的接點處多卻容易損耗。如果有一天傳輸線故障了，而且一時之間找不到其他代用品，手機無法充電也無法傳輸資料，那這支手機就毫無用武之地了。

　　其實，經絡系統也跟手機傳輸線一樣！人體內在臟腑就像手機，經絡系統就像傳輸線，人體的四肢末梢就像傳輸線的插頭端。

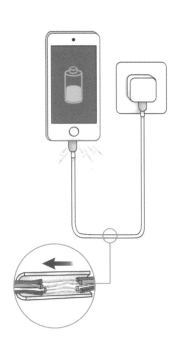

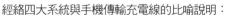

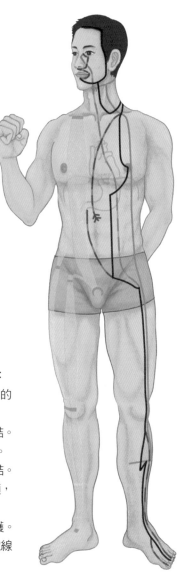

經絡四大系統與手機傳輸充電線的比喻說明：

● 經脈－負責傳輸人體氣血。類似電線內部的銅線，傳輸資料及充電。

● 經別－加強經脈與相表裡臟腑在體內的連結。類似傳輸線與手機的連接頭，屬於近端連接。

● 絡脈－加強經脈與相表裡經脈在四肢的連結。類似傳輸線與插座或其他電子產品的連接頭，屬於遠端連結。

● 經筋－包覆在經脈和臟腑的外部以提供保護。類似包覆在銅線外部的橡膠絕緣體，屬於電線的外層組織以保護銅線。

## 以肺經為例，認識經絡四大系統

前面介紹過，十二經脈是經絡系統的核心，也是人體重要的連結與通路系統。結構上，經脈連接臟腑與四肢軀幹，類似連接手機和插頭的傳輸線。功能上，經脈協助臟腑運送血氣精神到全身，以維持生命，類似傳輸線裡面的導線，可以傳送訊息。如此重要的經脈，當然也要像手機傳輸線一樣，加以外部的保護套特別照顧（經筋）；經脈也跟傳輸線一樣有兩端：一端連結身體內部的臟腑（經別），一端連結身體外面的四肢軀幹（絡脈）。

**經脈：**經脈在身體內部與相表裡的臟腑相連，如肺經連結肺與大腸；經脈在四肢末梢與相表裡的經脈相連，如肺經在腕關節處分出一條支脈到食指與大腸經相連接。相表裡的臟腑功能相輔相成，團結力量大，發揮了 1+1 大於 2 的價值，所以肺與大腸會緊緊相連，以確保合作無間。

肺與大腸有兩個銜接點，一個在體內，一個在手指末梢，這很像手機傳輸線的兩端。人體也很聰明，也在這兩個重要區域加強聯繫：

**經別：**加強體內相表裡臟腑之間的聯繫系統，稱為「經別系

統」，以連結臟腑為主。

　　**絡脈：**加強四肢末梢相表裡經脈的聯繫系統，稱為「絡脈系統」，以連結經脈為主。

　　從另一個角度來看，經別跟絡脈都是備用經脈，萬一經脈損傷時，還可以維持生命的運作。

　　**經筋：**經筋系統與人體的筋肉有關，沒錯！經筋包覆在人體外面的筋骨關節上，就宛如電線外層的絕緣體，以保護重要的經脈系統。

　　以上就是經絡四大系統的特色，真的很像手機傳輸線吧！所有的重心都在保護重要的經脈系統，請參閱 p.63 示意圖。

## 4.經脈系統的命名

　　經絡四大系統在《內經》都有各自的名字，但到了後世，為了簡化稱謂，都以十二經脈名稱來概括其他三大系統。

　　每個臟腑都有專屬的經絡系統，為了好鑑別，每條經脈都會冠上臟腑的名稱，很像家族的姓氏，讓人一目了然，例如「肺經」就是指專屬於肺的經脈系統。肺經經脈就稱為「手太陰肺經」，

# 經絡四大系統特色 —— 以肺經為例

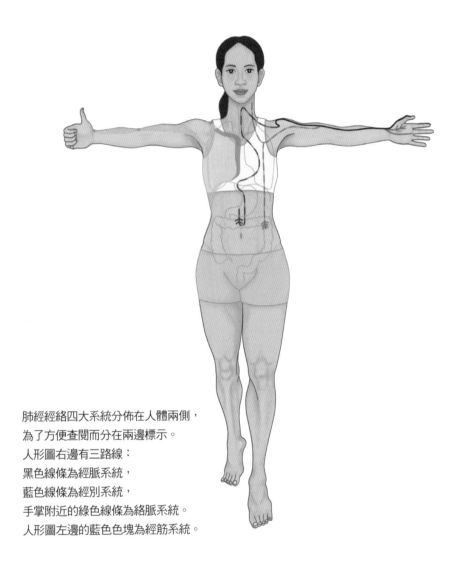

肺經經絡四大系統分佈在人體兩側，
為了方便查閱而分在兩邊標示。
人形圖右邊有三路線：
黑色線條為經脈系統，
藍色線條為經別系統，
手掌附近的綠色線條為絡脈系統。
人形圖左邊的藍色色塊為經筋系統。

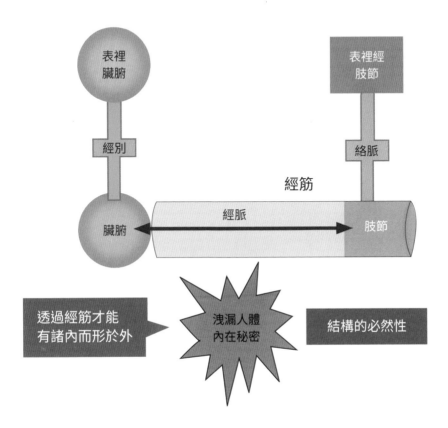

透過經筋才能
有諸內而形於外

洩漏人體
內在秘密

結構的必然性

●肺經經脈系統負責連結體內的肺臟與大腸腑，以及外在的上肢。

●肺經經別系統加強相表裡臟腑「肺臟與大腸腑」在體內的聯繫。

●肺經絡脈系統加強相表裡經脈「肺經與大腸經」在上肢的聯繫。

●肺經經筋系統在體表包覆肺經經脈主要循行路線，並加強保護肺臟。

透過人體外在的經筋系統可以瞭解內在臟腑狀況，經筋系統從而洩漏人體內在的
秘密，也形成中醫特有的「有諸內必形諸外」和「結構必然性」的人體觀。

經別稱為「肺經經別」，絡脈稱為「肺經絡脈」，經筋稱為「肺經經筋」，一看就知道屬於同一系統。

接下來用以下的四個步驟來說明經脈命名的邏輯概念：

### 步驟一： 依據五臟在身體的部位分手經及足經

●心、心包與肺都位在橫膈之上的胸部，接近手臂，與它們相連的經脈連結到肩背及手部，所以屬於手經。

●脾、肝與腎都位於橫膈以下的腹部，接近足部，與它們相連的經脈連結到腰腹及足部，所以屬於足經。

### 步驟二、依據五臟在身體的層次分為三條路線

人體是立體的，有厚度的，千萬不要因為看到的經絡圖是平面圖，而誤以為經絡系統也是平面的。經絡系統在人體的循行分布路線，在手部與足部有分為前線、中線和後線三條路線交疊，請想像立體交流道的模樣。

這樣的分布路線，其實是與五臟在體內的層次有關，分布由淺而深，所屬經脈也跟著行於前、中、後線。例如：

●**在胸部：**肺在最外層，心在最裡層，心包介於心肺之間，因此，肺經走在前線，心包經走在中線，心經走在後線。

● **在腹部**：腎在最裡層，但脾與肝的位置很難分深淺，只能依據肝與側面脅肋的密切關係，將肝列為介於前線與後線之間，因此，脾經走在前線，肝經走在中線，腎經走在後線。

### 步驟三、依據臟腑的表裡關係，配入相表裡的六腑

人體原有五臟六腑，但經絡為兩兩成對，所以將心包納入臟之行列，與六腑成對，分為手部三對、足部三對。分別為：肺配大腸，心包配三焦，心配小腸；脾配胃，肝配膽，腎配膀胱。

### 步驟四、為經脈配陰陽

五臟雖然加入心包成為六臟，但一般不會稱「六臟六腑」，仍習慣稱「五臟六腑」。在陰陽屬性上，五臟都屬陰，六腑都屬陽。

人體也分陰陽，人體外側屬陽稱為「陽面」，主表；人體內側屬陰稱為「陰面」，主裡。手足六條陰經都分布在人體的陰面，手足六條陽經則分布在人體的陽面。

陰陽還可以再細分：

**陰**：太陰，厥陰，少陰；**陽**：陽明，少陽，太陽。（關於三陰三陽的內容，介紹起來相當複雜與專業，在此先不詳述。）

陰與陽兩兩相配搭，宛如人類的和諧成家：太陰配陽明，厥陰配少陽，少陰配太陽。

肺經與脾經都在前線，屬於太陰。相表裡的大腸經與胃經屬於陽明。

心包經與肝經都在中線，屬於厥陰。相表裡的三焦經與膽經屬於少陽。

心經與腎經都在後線，屬於少陰。相表裡的小腸經與膀胱經屬於太陽。

相表裡的兩條經脈，分別循行於四肢內外側的相對位置，並在四肢末端交接。下表是十二經脈的名稱及表裡關係表，詳細內容將於後續十二經絡中各自詳述。

| | 手 經 | | | 足 經 | | |
|---|---|---|---|---|---|---|
| 陰 ~ 裡 | 手太陰 肺經 | 手厥陰 心包經 | 手少陰 心經 | 足太陰 脾經 | 足厥陰 肝經 | 足少陰 腎經 |
| 陽 ~ 表 | 手陽明 大腸經 | 手少陽 三焦經 | 手太陽 小腸經 | 足陽明 胃經 | 足少陽 膽經 | 足太陽 膀胱經 |

## 五臟在經絡系統的主導權類似母系社會

五臟屬於陰經，六腑屬於陽經。通常我們習慣認定陽主男性，陰主女性，但在中醫理論裡是以五臟為核心，六腑為輔，這種「陽配合陰」的情況，頗有母系社會的梗概。

或許這時有人會好奇，中醫如何以陽配合陰？

前面說過，經絡屬於手經或足經都取決於五臟的位置，並以橫膈為分界點。橫膈以上為胸部，胸部與手臂直接相連；橫膈以下為腹部，腹部與腿足直接相連。所以位在橫膈以上的臟屬於手經，位在橫膈以下的臟屬於足經。

六腑經絡命名必須配合相表裡的五臟，即使小腸和大腸皆在胃的下方，位在腹部，但是為了配合肺與心，也都成為手經而不是足經。

因此在經絡循行上，五臟所屬的陰經對於循行部位和病候比較有主導權，六腑所屬的陽經比較是配合的角色，如肺主呼吸，開竅於鼻，肺經的循行部位主要在胸部，鼻部就由相表裡的大腸經負責。


以下是結合人體部位的十二經脈表。

| 人體部位 | 臟 | 所屬經絡 | | 腑 | 所屬經絡 | |
|---|---|---|---|---|---|---|
| 橫膈以上 | 肺 | 手太陰肺經 | 手三陰經 | 大腸 | 手陽明大腸經 | 手三陽經 |
| | 心包 | 手厥陰心包經 | | 三焦 | 手少陽三焦經 | |
| | 心 | 手少陰心經 | | 小腸 | 手太陽小腸經 | |
| 橫膈以下 | 脾 | 足太陰脾經 | 足三陰經 | 胃 | 足陽明胃經 | 足三陽經 |
| | 肝 | 足厥陰肝經 | | 膽 | 足少陽膽經 | |
| | 腎 | 足少陰腎經 | | 膀胱 | 足太陽膀胱經 | |

## 5. 經絡系統為五臟六腑建立表裡關係

臟象學說提到五臟主藏，六腑主瀉。人體是很奧妙的，既注重陰陽的平衡，也注重身體藏與瀉的平衡，這點若以人體的消化系統來說明最清楚。

通常便秘的病人胃口都會變差，因為宿便會影響胃受納食物的功能，「沒有出就沒有進」，這是我常跟病人解釋的話，就像杯子裝滿水，想倒進水是不可能的，唯有將水喝掉一部分才能再注水，進與出要達到平衡，才會有活水。所以臟腑之間的藏與瀉，就是進與出的概念，兩者要達到平衡，身體機能才能順暢的運轉。

人體五臟六腑位置有遠有近，無論是遠親的肺與大腸，或是近鄰的肝與膽，都能透過經絡系統就將這兩個臟腑連結在一起形成「表裡經」系統。

為何稱為表裡經？

因為五臟是最重要的器官，屬陰，位在人體較深的部位，五腑為輔佐角色，屬陽，位在人體較表淺的部位，因此五臟屬裡，五腑屬表，被經絡系統送作堆，就變成表裡經了，相表裡的臟腑生理與病理情況都會互相影響。

其實經絡系統也像婚姻與生育關係，讓每個臟腑由單一器官的單身漢，變成有了屬於自己的家族（表裡經的臟腑）成員及廣大田產（四肢軀幹）莊園的莊主。屬於這個家族的成員都流著同樣的血液，同理，屬於同一經絡系統的部位，無論身體內部與外部，都流通著一樣的氣血。


## 表裡關係的內涵

經絡系統建立的表裡關係，所形成的內涵包括：

●**實質器官**：連結五臟（加上心包）六腑，成為十二經絡系統。

●**功能關係**：臟主藏，守於裡，腑主瀉，通於外。表裡臟腑生理上相輔相成，病理上互相連累。

●**對應關係**：經脈在四肢軀幹的循行部位內外相對應，如太陰

經與陽明經都循行在人體的前線。

反過來說，假設不知道臟腑經絡之間的表裡關係，這裡提供三個辨識的方法如下：

● **臟腑位置：** 臟腑相連，如肝與膽，脾與胃，腎與膀胱，必然有表裡關係。

臟腑位置決定了三組臟腑的表裡關係，而肺與大腸，心與小腸，這兩組則須從經絡名稱辨識。

● **經絡名稱：** 如太陰與陽明相表裡，手太陰肺經與手陽明大腸經為表裡關係。少陰與太陽相表裡，手少陰心經與手太陽小腸經為表裡經，足少陰腎經與足太陽膀胱經為表裡關係。厥陰與少陽相表裡，足厥陰肝經與足少陽膽經為表裡關係。

● **經絡循行：** 前面說過，相表裡的經脈在肢體的循行部位內外相對應，只要在手足的相對位置就有表裡關係。


## 表裡經的臟腑功能互相影響

透過經絡系統建立五臟六腑之間的表裡關係，深深影響著中醫學，形成中醫很特別的臟腑理論。

相表裡的臟腑生理功能相輔相成，病理上互相影響，但也可以互相治療。例如熬夜過度，嘴破、口乾、心煩等，是心火旺的現象，若不改善就會出現小便黃熱，甚至尿道發炎的現象，中醫

稱為「心火下移小腸」，就是相表裡的臟腑疾病相互影響的明證。

## 陽經為陰經守護頭面部

表裡關係也會呈現在人體特殊部位的保護方面。

陰經屬於五臟的經絡系統，承擔人體重要的任務。五臟主藏，如心藏神，肝藏魂，肺藏魄，脾藏意，腎藏志，神魂魄意志都是維持人體正常功能很重要的物質，所以必須謹慎保藏，不要輕易外洩。五臟也很像懷著孩子的母親，具備了傳宗接代的特殊能力，但是體質較嬌弱，留在屋內養身待產，由強壯的父親守衛在門外保護一樣。這樣的關係，有內有外，就是表裡關係的另一種呈現。

五臟都開竅於面部，如肺開竅於鼻，脾開竅於唇等，但陰經經脈多數不會上行到頭面，為什麼？

大家如果有機會到離島，如馬祖、澎湖等地，可注意海邊的房子通常窗戶都很窄也很少，當地鄉親說這是為了避免強風和海浪濕氣的侵襲。人體亦然。

頭面部是人體對外的部位，天氣再冷，仍會露出頭面以隨時觀察外在環境，因此頭面部也是外邪容易入侵的部位，所以五臟所屬的陰經就不直接上頭面，以減少外邪入侵，循著經絡直接傷害內臟的機率。當然也有例外，如眼睛為靈魂之窗，會透露心思，肝開竅於目，所以心經及肝經系統上達頭面，尤其是眼睛。

頭面這些部位就由相表裡的六腑經絡經過。因為六腑屬陽，經絡比較長，也比較曲折，經絡循行速度快，比較有護衛能力，在體內通常先到六腑再到五臟，所以，陽經可以作為陰經的保鑣。

## 人體還有另一套透過經絡連結的「關鍵管理」生理機制

由於五臟所主管的人體機能很多，如果每樣功能都親自管理，是不符合經濟效益的。人體非常有智慧，選擇採用「關鍵管理」，五臟選擇管理最關鍵性的機能，其餘則由其他經絡臟腑協助。如肺為水之上源，通調水道下輸膀胱，但肺經本身沒有到膀胱，而是透過與膀胱相表裡的腎經系統，主動連結膀胱與肺，腎就大方的將膀胱借給肺，兩者一同完成體內水液代謝。

### 認識同名經

經脈系統除了類似婚姻的表裡經關係之外，還有手足同名經關係，很像同姓的自家人。這個關係很好辨識，只要同一個陰陽經名就是一家人，經名就是家族的姓。例如：經名為「太陰」的是手太陰肺經及足太陰脾經，就有家族關係。

我們把屬於陰經的同名經列為姊妹關係，屬於陽經的同名經列為兄弟關係，總共有六組，三個姊妹，三個兄弟，見下頁表。

經脈系統的兄弟姊妹關係也和家庭中的手足一般，平日各自

| | 陰 經～姊妹關係 | | | 陽 經～兄弟關係 | | |
|---|---|---|---|---|---|---|
| 經名 | 太陰 | 厥陰 | 少陰 | 陽明 | 少陽 | 太陽 |
| 手經 | 手太陰<br>肺經 | 手厥陰<br>心包經 | 手少陰<br>心經 | 手陽明<br>大腸經 | 手少陽<br>三焦經 | 手太陽<br>小腸經 |
| 足經 | 足太陰<br>脾經 | 足厥陰<br>肝經 | 足少陰<br>腎經 | 足陽明<br>胃經 | 足少陽<br>膽經 | 足太陽<br>膀胱經 |
| 關係 | 手足<br>太陰經 | 手足<br>厥陰經 | 手足<br>少陰經 | 手足<br>陽明經 | 手足<br>少陽經 | 手足<br>太陽經 |

打拼，必要時可以聯合起來，打虎需要親兄弟，肥水不落外人田。
例如手陽明大腸經阻滯，導致手肘關節疼痛，大便不利，此時可
以選用同名經的足陽明胃經足三里穴來解圍，改善肘痛及大便情
況。這是臨床上常用的治療方法。

## 6. 經脈系統的循行特色

　　經脈系統既然是通路，當然要流動才能發揮輸送氣血的功能。
經脈裡面流動的營養物質，中醫稱為「營氣」，從字面上來看，
就是含有營養的珍貴物質。

　　十二經脈通過手足陰陽表裡經的連接而逐經相傳，構成了一
個周而復始、如環無端的傳注系統。氣血通過經脈即可內至臟腑，

外達肌表，營運全身。

## 手足陰陽經脈的循行走向與交接規律

手足陰陽經脈的循行大部分依照「表裡經」和「同名經」規律交接。

1. 手三陰經從胸走手，在手指交接給手三陽經，從手走頭。依據表裡關係。

2. 手三陽經在頭部交接給足三陽經，從頭走足。依據手足同名經關係。

3. 足三陽經在足趾交接給足三陰經，從足走胸。依據表裡關係。

4. 足三陰經在胸部交接手三陰經，從胸走手。無特別關係。

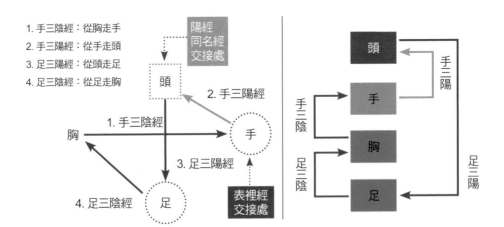

表裡經與同名經關係決定了經絡流注的順序：先是表裡經關係，然後是同名經關係。表裡經在手足末梢相交接，陽經同名經在鼻和目附近交接，陰經同名經沒有直接交接。

附上簡單的口訣：手陰胸手陽手頭，足陽頭足陰足胸。

### 十二經脈的流注順序

十二經脈的流注是從手太陰肺經開始，陰陽相貫，首尾相接，逐經相傳，傳到肝經為一個完整的循環。肝經再傳給肺經，啟動新的循環。人體的氣血就是經由經脈的周而復始、如環無休的流注，才能周流濡養全身。

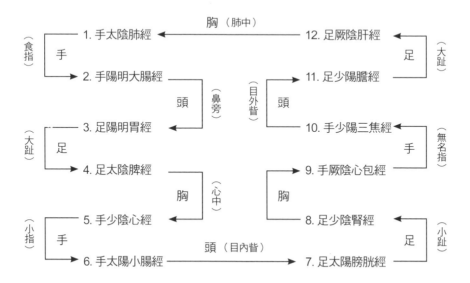

具體的流注從手太陰肺經開始，依序傳給手陽明大腸經，足陽明胃經，足太陰脾經，手少陰心經，手太陽小腸經，足太陽膀胱經，足少陰腎經，手厥陰心包經，手少陽三焦經，足少陽膽經，足厥陰肝經，最後再回到手太陰肺經。

　　從上頁圖表可以看出表裡經的交接處都在手足末梢，位於圖的兩側；陽經的同名經在頭部交接，手足陰經的交接都在胸中，位於圖的中央。

　　附上簡單的口訣：肺大胃脾心小腸，胱腎包焦膽肝鄉。

　　將前面所述重點內容彙整為下表，方便學習中醫者記憶整理。

| 手足 | 手經 | | 足經 | |
|---|---|---|---|---|
| 陰陽 | 陰經 | 陽經 | 陰經 | 陽經 |
| 循行方向 | 胸 → 手 | 手 → 頭 | 足 → 胸 | 頭 → 足 |
| 分布位置 | 太陰經：陰面前線<br>厥陰經：陰面中線<br>少陰經：陰面後線 | 陽明經：陽面前線<br>少陽經：陽面中線<br>太陽經：陽面後線 | 太陰經：陰面前線<br>厥陰經：陰面中線<br>少陰經：陰面後線 | 陽明經：陽面前線<br>少陽經：陽面中線<br>太陽經：陽面後線 |
| 連結臟腑 | 太陰經：屬肺絡大腸<br>厥陰經：屬心包絡三焦<br>少陰經：屬心絡小腸 | 陽明經：屬大腸絡肺<br>少陽經：屬三焦絡心包<br>太陽經：屬小腸絡心 | 太陰經：屬脾絡胃<br>厥陰經：屬肝絡膽<br>少陰經：屬腎絡膀胱 | 陽明經：屬胃絡脾<br>少陽經：屬膽絡肝<br>太陽經：屬膀胱絡腎 |

# 7. 經絡系統連結五臟與肢節

《內經》：「十二經脈者，內屬於府藏，外絡於肢節。」每個臟腑因此有了與它相連結的軀體。限於篇幅，簡單介紹如下：

**手三陰經:**因為心肺位在胸部，經絡走在胸腹部、上肢的內面，分別連接拇指、中指及小指。

**手三陽經:**配合手三陰經，大腸、三焦及小腸的經絡走在胸腹及肩背部、上肢的外面，分別連接食指、無名指及小指。

**足三陰經:**脾肝腎雖然都在腹部，經絡分布卻很廣泛，頭部、胸腹及背部、下肢內側，分別連結足大趾頭和足底。

**足三陽經:**胃膽和膀胱也在腹部，經絡分布比足三陰經更廣，幾乎涵蓋全身，是人體最長的三條經絡，頭部、胸腹、腰背部、下肢外側及後側，分別連結第二、四、五趾。

在此提供一個簡單的口訣：

手三陰，肺包心，一三五（手指）

手三陽，大焦小，蓮花指（手指）

足三陰，脾肝腎，大足底（腳趾）

足三陽，胃膽胱，二四五（腳趾）

## 8. 經絡系統連結五臟與五官

　　現代人常會對於一個人的頭面五官品頭論足，可憐的五官似乎已經淪為面部的裝飾品。其實遠古時代人類處在蠻荒叢林之中，既要與野獸爭搶食物，還要避開牠們的侵襲，耳聰目明、鼻嗅舌嚐，都是非常重要的保命能力，人體為了維持五官的靈敏度，就將它們歸給強而有力的五臟專責照顧，提供充足的養分。

　　但問題來了，五臟住在軀幹裡，要如何管理及照顧五官呢？

　　這份重責大任當然非經絡系統不可啦！

　　因為五官都是凹陷的，所以也被稱為「竅」，它們透過經絡與五臟的連結關係如下：

　　心開竅於舌：透過心經連結。
　　肺開竅於鼻：透過大腸經連結。
　　脾開竅於口：透過胃經連結。
　　肝開竅於目：透過肝經及膽經連結。
　　腎開竅於耳：透過膀胱經連結。

　　五官與五臟的生理與病理關係相連，所以我們可藉由觀察五

官來了解內臟功能。之前有一句廣告詞「肝哪不好人生就是黑白的！」講得太好了，因為肝開竅於目，如果肝有病，肝血不足視力就會下降，肝膽有濕熱，眼白就會出現黃色，也就是黃疸，只要看到眼白發黃，就要小心肝膽功能囉！還有心開竅於舌，一旦心臟有病時，舌頭的型態或功能也會異常。舌頭的功能包括說話，當人們的心神混亂或精神異常時，就會胡言亂語、不知所云。舉一首流行歌曲「愛你在心口難開」，讓大家腦筋急轉彎聯想，既然很愛你為何卻開不了口？

以中醫來看，因為心主神志，被愛情沖昏了頭，也攪亂了心，當然舌頭卡住，就說不出話來啦！

## 9. 經絡四大系統的個別特色

### 十二經脈

又稱為「正經」，主要負責連結臟腑與肢體，運行氣血濡養全身，為經絡系統的核心。詳細內容請參閱前文。

### 十二經別

經別是別行的正經，因為它從經脈中別出，是正經別行深入體腔的支脈，加強相表裡臟腑的聯繫。

十二經別具有離、入、出、合的循行特色：

● 多數從四肢肘膝附近的正經別出，稱為「離」

● 走入體腔到臟腑深部與相關的臟腑聯繫，稱為「入」

● 再淺出體表，稱為「出」

● 上行到頭項部，無論是陰經或陽經的經別，最後都合入陽經，稱為「合」

每一對相表裡的經別都會合入陽經形成一「合」，十二經別共有「六合」。

經別像是經脈的特使，代表經脈專程前往相表裡的臟腑致意，因為目標明確，任務特定，在於加強重點的聯繫，所以路線較短，更為直接。

經別身為特使，當然也會為經脈增加循行部位，以分散風險，增加機會，加強和協調經脈與經脈之間、經脈與臟腑之間，以及人體各器官組織之間的聯繫。

十二經脈承擔運送氣血，聯繫組織之重責大任，因此循行路線較長，所經過的部位多，很像每站都會停的豪華區間車。

經別主要幫助經脈加強臟腑聯繫，作為它的另一條便道，最好能夠達到簡便、快速、安全的目標，所以經別類似停留的站比較少的直達車。而且以安全性考量來說，經別所經過的部位和連

結的部位越少，減少曝光，受損害的機率越低，這對於經脈而言，也是好事一樁。

## 十二絡脈

十二經脈表裡經都在四肢末梢交棒，四肢末梢因為勞動多，容易損傷，就會損及經脈。為了安全起見，人體就在四肢末梢上方，也就是在腕關節及踝關節以上的部位，相對較安全的部位，發出一條絡脈，加強相表裡經絡的連結，作為經脈在四肢末梢的備用系統。

絡脈發出的位置都有一個穴位，稱為「絡穴」，是絡脈的起始點。

手經的絡穴，都在腕關節以上 2~5 寸的位置，足經的絡脈從足跗（俗稱「腳盤」）到踝關節以上八寸的位置。絡脈也具有簡捷的特性，循行路線短，比較直接，經過的部位少。絡穴的主治非常明確，是中醫師很喜歡使用診治的系統。

經別與絡脈都是經脈系統的簡要版與備用路線。兩者的差別在於：

經別多行於體腔以連結臟腑，絡脈多走在體表以連結經穴。但這只是大致規則，也有一些例外，後續內文再介紹。

## 十二經筋

《內經》：「經脈者，所以行血氣而榮陰陽，濡筋骨，利關節者也。」

因此十二經筋是由十二經脈之氣所濡養筋肉骨節的體系，可視為十二經脈的外周連屬部分。

經筋顧名思義就是以「筋」為主的結構，主要是指身體上面的肌肉與肌腱等軟組織，可以約束骨骼，屈伸關節，維持人體正常的運動功能。更重要的是，經筋包覆在經脈的外層，宛如電線絕緣體般的保護經脈這條銅線，還可跟經脈互相傳遞訊息，也保護所屬的臟腑、重要組織，以及容易受傷的部位，如四肢。

經筋都是從四肢走向軀幹，這跟人體向中性的施力有關，也頗像遠古時代，逃生躲避的形態類似。因為四肢是最常用的部位，也是強而有力的部位，可以保護身體，也可以抵禦外敵侵擾，所以需要加強保護。

**經筋基本上不入體腔，唯一例外是脾經經筋。**

經筋所包覆的範圍，因為任務不同，有時範圍比經脈小，有時範圍比經脈大。例如大腸經經過胸腹部，但經筋只從手臂到面部，未到胸腹部，卻增加背部膏肓部位以保護肺臟。

另外，因為經脈循行路線頗長，有些經脈的位置很接近，經筋重疊包覆會浪費資源。所以經筋只包覆對於本條經脈重要的部位，其餘部分交由其他經筋全責處理，例如胃經經筋全然包覆腹部，位在腹部的小腸及大腸都在保護範圍之內，這兩條經筋就專心去包覆頭面。

身體一些重要部位也會有多條經筋重疊保護，例如胸部內有心與肺，多條經筋都參與保護行列，再如膽經經筋，向前與胃經重疊，向後與膀胱經重疊，加強保護人體的軀幹。（關於經脈與經筋位置與功能的詳述，將會在各經絡中介紹，總論則強調整體觀念。）

有些經筋所包覆的部位超過經脈，可以想成是電線壓條，幫助經筋可更安全穩固的黏貼在身體上，以確實發揮保護之職。


我們可從《內經》中有關經筋的用詞來了解中醫對於身體的看法，例如：

1. 經筋在關節的部位，因為肌腱比較堅韌，摸起來好像有結塊，因此用「結」這個字來說明。

2.《內經》用了許多動詞，如「入」「出」生動的說明，經筋系統在身體有不同的深淺層次，「入」是由淺層到深層，「出」是由深層到淺層。

透過現代解剖學，我們瞭解了身體肌肉是有深淺不同的層次。其實經筋系統，就是讓經絡系統成為一個立體的、動態的結構。許多初學中醫的人，對於經典中簡要的文字一直缺乏理解，只是死背，這是很可惜的，深入了解每一個字意，才會發現這些經典真正的偉大之處。

經筋與經脈的氣血相通，所以兩者的訊息可以互通，生理上互相協調，病理上相互影響。外在經筋受傷，便會影響內臟功能活動，內臟病變也會反應到經筋之上。

由於經筋包覆在身體外層，我們可以從經筋去了解經脈及內在臟腑的狀況，這就是中醫「有諸內必形諸外」，可以「由外知內」，也可以經由經筋去治療內在的經脈臟腑疾病，這正是中醫說的「由外治內」的重要結構。

## 10. 認識經絡圖與經穴圖

介紹經絡四大系統，大家對於經絡圖已經有所了解之後，特別再介紹經穴圖。因為個人曾將這兩個圖混淆，希望讀者不要重蹈覆轍。

我們再以肺經為例。請注意下面兩張圖。左側為經絡圖，右側為經穴圖。

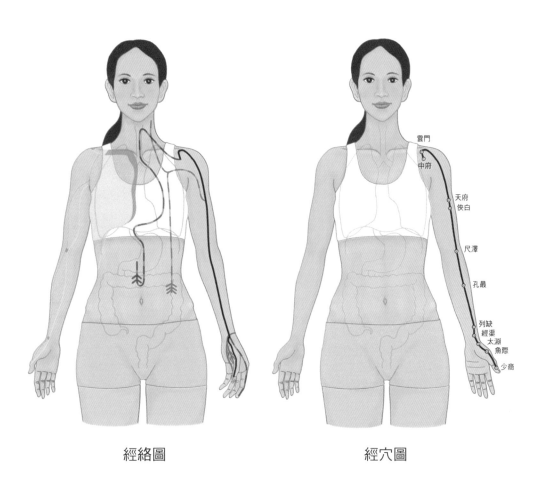

經絡圖 經穴圖

雲門
中府
天府
俠白
尺澤
孔最
列缺
經渠
太淵
魚際
少商

經絡啟航　　89

經穴圖只連結經絡在體表的穴位，沒有進到體腔內的胸腹部，所以通常比經脈短，兩者千萬不要混淆。

穴位的完整呈現主要在《針灸甲乙經》一書，後世大致以它為藍本，並將這些穴位歸入經脈，依據經脈循行的方向，如肺經從胸走手，穴位就從胸部排列至拇指。

穴位是經脈的經氣及氣血聚集的地方，所以又稱為「經穴」。即使屬於同在一條經脈，每個部位所聚集的經氣量不同，就像在省道上，有些地方很繁榮，有些則很荒涼，繁華地方才會設置車站，穴位就像車站一樣。城市人口決定了車站的大小，經氣也有多寡，也決定了這個穴位診治疾病的能力。例如大家都知道「足三里」穴是很棒的保健穴，而同樣屬於胃經，離足三里才三寸的「上巨虛」穴就乏人問津了。

只要是關節處，都是大穴位，因為通過的氣血量多，人體活動量也大，就像一個工商業發達的城市，就業機會多，就會吸引外地人進駐一樣。

每條經脈的穴位數都不同，但與長度成正比，經脈長者，如足太陽膀胱經從頭到腳最長，擁有 67 個穴位，居十二經之冠！但俗語說「兵在精不在多」，穴位多不表示比較厲害，臟腑功能才是關鍵。肺為相傳之官，肺經從胸到手，路途不長，只有區區 11

個穴位，但是短小精悍，個個是強將，連最長的膀胱經都要聽從它的命令呢！

　　理論上，經穴都位於經脈上，所以才能透過經脈循行治療遠端和內在疾病。《內經》有關經脈循行部位的敘述有時過於簡約，此時就可參考經穴圖確認部位，因此經脈圖與經穴圖可以合參，而且只要是經脈所經過之處，都可以選用經穴來治療，雖然有些部位沒有穴位，還是可以應用此法。為什麼呢？因為中醫診治疾病並不是「頭痛醫頭，腳痛醫腳」，而是根據中醫理論，結合望聞問切四診所收集的資料做出判斷，找出病因、病理變化，再做治療，這就是中醫師常用的「審因辨證論治」，所以中醫才會有「頭痛醫腳，腳痛醫頭」的有趣現象。

## 11. 經絡系統為人體建立運輸通路與專屬系統

　　隨著時代發展的演變，交通需求量越來越強，各個國家滿佈著各種交通動線，如高速公路、省道、鐵路、高鐵等等。許多大城市交通路線繁忙，且多以網狀圍繞連貫，再從這些城市延伸出去通達其他的衛星鄉鎮。

　　如果問大家這些交通路線的功能，一定會馬上回答是為了「運輸」！是的，就是運輸功能。交通路線上各種交通工具奔馳，運

送乘客和貨物從甲地到乙地，除了有形的道路之外，還有無形的路線，像天空中專用的飛機航道和輸送無形資訊的網際網路，都成為現代生活不可或缺的運輸要道。現代社會的經濟發展與便利生活，全得仰賴這些路線，一旦故障停擺了，將影響城市的各項機能。之前說過，經絡系統就是人體的運輸通路，越重要的臟腑通過它的經絡越多。五臟像是直轄市，人口稠密，經絡分布較多，六腑像是衛星城市，人口較少，經絡分布較疏。而經絡上面的穴位，就像是一個個社區，依地域人口有多有少，穴位也因它所聚集精氣的多寡，而有不同的功能。

經絡系統還有一個特質，就是它所通過的部位遠遠超出臟腑本身的部位，我們再以心經系統為例，心經系統的路線並不只在心臟而已，而是以心為中心點，向上經過喉嚨，分布於面，再到眼睛，向外從胸部到手臂最後抵達小指，向下走到腹部至小腸。透過經絡的串連，心臟與小腸、面部、腹部、手臂連成一家人，才能稱為「系統」。這也就是為什麼中醫強調「上病下治，左病右治，前病後治」的原理，採取遠端治療法，心臟痛不必治心，而是從手治療的原因即在此。

## 12. 經絡系統「由外知內」及「由外治內」的特色

前面提到「經脈者，所以能決死生，處百病，調虛實，不可不通。」維持經脈暢通既然如此重要，但該如何維持？怎麼知道哪些經脈阻塞了？阻塞的經脈又該如何處理呢？這就得要感謝《內經》了！

《內經》明確告訴我們，每一條經脈它所連接的臟腑和分布在軀幹四肢的部位，因此只要掌握了這個「內外相連」的關係，就可以按圖索驥，經由身體外部的變化，來了解內在臟腑的情況。例如，心肌梗塞的典型徵兆，除了出現胸痛、心絞痛，還延伸到下巴、頸部、左手臂內側等，這些都是心經經過的部位，一旦心臟有病，經絡氣血不通，就會反映到這些體表部位，只要看到這些部位出現異常現象，就可以推論心臟的情況。這種觀察體表來掌握內臟功能的診斷方法，中醫稱為「由外知內」。

醫師藉由「由外知內」了解內在臟腑病變之後，同樣地，可以從與它同一條經絡的軀幹四肢部位著手治療，例如心臟有病時，左手肘的少海穴也會出現壓痛點，此時可在這個部位施針或按揉治療，當經絡中的氣血通暢之後，手肘的痛感就會消失，心臟的問題也會跟著改善。這種藉由治療體表部位來改善內臟功能的方法，中醫稱為「由外治內」。

「由外知內」與「由外治內」是中醫非常重要的診斷治療架構。中醫正統的診斷法「望聞問切」四診，就是收集外在軀體的資料，並以中醫理論分析歸納出內在臟腑的變化，及時進行治療，就能達到早期治療防病的目標。

　　由於經絡系統有如此強大的功用，除了中醫師之外，許多從事與身體調整、保健相關的專業工作者，都會強調他們也運用中醫經絡系統，並且得到身體很好的回饋反應，如以「經絡按摩」、「經絡 SPA」、「經絡音療」、「經絡芳療」標榜的業者，都是透過「以外治內」的方法，提供全身性的保健，可見坊間早就以實用、生活來印證經絡系統在人體的功用。

## 13. 中醫診斷治療疾病的利器：結構的必然性

　　前面在介紹經筋系統時提到「以外知內，以外治內」的觀念。

　　我們可以把這個觀念放大來看，中醫強調「上工治未病」，就是希望能早期發現病苗，早期療癒，這是一直以來中醫學習的標的之一，但說時容易，要能在臨床診治上實踐卻不容易。我個人的臨床經驗發現，這時候若能深入了解人體的經絡系統，就會發現人體早就釋放了許多訊息出來，讓我們有機會預知疾病先兆，加以預防。

所以現代人壽命延長，預防醫學蔚為顯學，就連一般民眾也重視養生保健之際，認識、掌握和善用經絡更顯重要。

**　　經絡系統形成人體的整體觀，當然形成人體的結構必然性。**

　　當人體的內臟發生病變時，會透過經絡系統反應於外在的軀體結構，導致結構異常，例如心臟有病的人，心經循行所過的小指末梢也會出現瘀腫、麻痛的現象，這就是「有諸內必形諸外」的現象。

　　反過來說，當人體結構發生異常變化時，例如小指頭因為打球而挫傷，時間久了之後，關節彎曲變形，局部腫脹，所經過的心經產生阻滯，必然會導致該經絡所連結的臟腑肢節產生病理變化，而出現胸悶氣短，甚至影響心臟功能。這就是異常結構會導致病症的必然性，我稱之為「結構的必然性」。

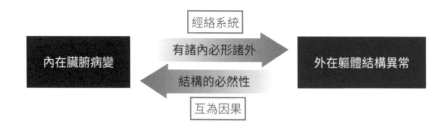

對於醫師來說，「結構的必然性」很重要。因為我發現人體有一些異常的結構時，只要循著該部位所屬的經絡，就可以掌握經絡臟腑的病情，趕緊進行治療，才能達到早期截斷病根的機會，一般讀者也可以用這個概念來做自我保健（相關內容參見十二經絡各篇內容）。

異常結構透過經絡系統的連結，會產生相關的病證以及其他同一系統或相關系統的結構改變，都可以歸為同一經絡的「症候群」。最可怕的是，內在臟腑病變與外在軀體結構異常，隨時間累積，二者互相影響且互為因果。就像前面心臟疾病與小指腫脹的情況，哪個是因，哪個是果，真的是難分難解。

幸好中醫有很好的診斷治療方法，就是「以外知內」，從異常結構所屬的經絡臟腑，審因辨證，診斷出疾病病性與病位。然後「以外治內」，趕緊改變異常結構，透過經絡系統的連結，竟能治療相關「症候群」。

運用這個診治法，心臟疾病和小指腫脹就可以同時治療了。

## 14. 十二經絡系統隱藏大秘密

在寫書的過程中，常常對著經絡資料「發呆」，推敲著經絡

隱藏的秘密及趣味。有一天突然發現，每四條經絡在臟腑關係和循行部位上自成一個系統！

我把十二經絡分為三個群組，基本上當然可以用陰陽的對應關係來說明，可是，我一直思索，是否有更生動的說明方式呢？想著想著，靈光乍現，腦海中突然浮現「春夜宴圖」四個字！頓時想到可以用餐會的流程來說明此三組經絡群組的分工特色與意義。（想一探我的靈感來源，讀者可參看「春夜宴圖」，提供創意想像）

唐朝詩人李白將與諸弟歡宴桃花園的情景，寫成〈春夜宴從弟桃花園序〉，配上國畫表現，剛好可以借來說明人體一個用餐的過程，其中的三步驟分別是：

**第一步驟：**餐前的準備：備料與烹煮，組頭為肺，是相傅之官，有潔癖，可以確保飲食的安全。

**第二步驟：**上菜與享用，心為君王，當然是主要的享用者囉！

**第三步驟：**餐後的整理復舊，心包是心的代言人，當君王用餐完畢之後，代替君王發號施令，要求善後團隊進場。

此三步驟恰好符合三個經絡分組的特色！有趣吧！

當我們把十二經脈配上十二時辰時，就會發現三個群組的時辰特質與人體活動相合，也可以驗證許多中醫的養生保健觀念。

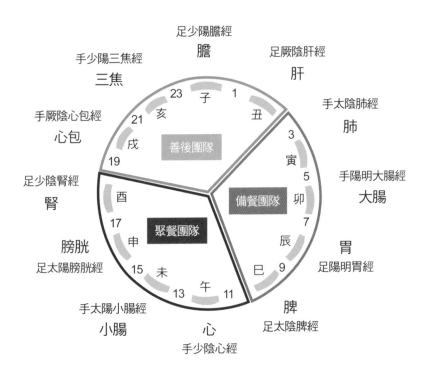

**群組一（橙色區塊）**：太陰經及陽明經組合為「備餐團隊」。

● 經脈循行特色：循行在手足部位的前線。

● 經脈流注路線：手太陰肺經 → 手陽明大腸經 → 足陽明胃經 → 足太陰脾經。

● 表裡臟腑組合：肺—大腸，胃—脾。


**群組二（紅色區塊）**：少陰經及太陽經組合為「聚餐團隊」。

● 經脈循行特色：循行在手足部位的後線。

● 經脈流注路線：手少陰心經 → 手太陽小腸經 → 足太陽膀胱經 → 足少陰腎經。

● 表裡臟腑組合：心—小腸，腎—膀胱。


**群組三（綠色區塊）**：厥陰經及少陽經組合，為「善後團隊」。

● 經脈循行特色：循行在手足部位的中線。

● 經脈流注路線：手厥陰心包經 → 手少陽三焦經 → 足少陽膽經 → 足厥陰肝經。

● 表裡臟腑組合：心包—三焦，膽—肝。


以「春夜宴圖」靈感為譬喻的介紹說明，是否加強了大家對十二經脈系統的了解，提升了更大的好奇心？我一直在各種課程

和演講機會中，對學生以及民眾們強調，身體是活的，是一個設計非常精密的有機體運行，也可以想像為一個分工井然有序的工廠，每個單位都克盡職守，彼此又互相連動，相互補位，讓我們得以靈巧的「活著、活動」，研究經絡越深，越是發現它的精彩與奧秘！真想趕緊跟讀者分享。

接下來，大家就拿出第一把金鑰，跟我一起揭開肺經的奧祕吧！

【體例說明】

《經絡解密》書中，每條經絡系統都有一篇〈導讀〉，介紹該經絡與所屬臟腑特色，還有不同於傳統觀念的特有形象。

接著是四大系統的循行與病候介紹，文中會透露經絡趣味，並連結日常生活。文中的「解密」揭露經絡奧秘，「中醫師不傳之祕」介紹中醫師專業應用經驗，還補充在診間來不及跟病友衛教的觀念，並非中醫師真的吝於傳授中醫知識喔。

之後是眾人期待的穴位保健理念。最後分享經絡所呈現的人生哲學，期能維持身心和諧！這是中醫一大特色。

### 每條經絡系統都有三種圖形示意

#### 1. 經絡循行圖：

標示經絡在人體的循行路線，簡稱「經絡圖」。經絡系統同時存在人體兩側，但為了便於觀看，將經脈、經別及絡脈繪製在人體的左側，黑色為經脈，藍色為經別，綠色為絡脈；經筋則以藍色色塊標示在人體右側。

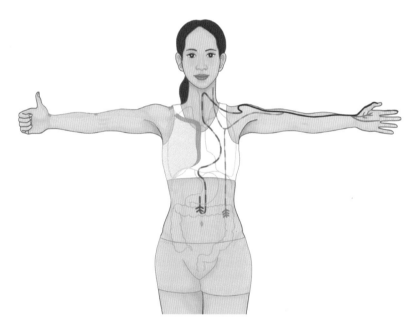

肺經經絡圖

## 2. 經絡循行簡圖：

將經絡循行以色塊及線條表現，比較容易掌握要訣。因長得很像捷運路線圖，因此簡稱「捷運圖」。而且捷運圖的顏色及形狀都有經過特殊思考喔！包含臟腑本身所屬的顏色，四肢顏色較淡，軀幹顏色較深。經筋部分，凡是結聚的部位，都會再用黑線框起來。

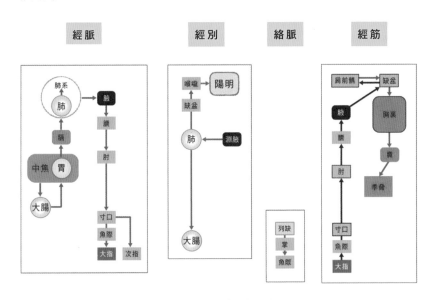

肺經四大系統循行簡圖

## 3. 經穴圖：

主要用在養生保健的穴位介紹篇章。

# 肺經總論

**清晨 4:30 鬧鐘響起**

2018 年 1 月 1 日清晨 4:30 鬧鐘響起，你將手伸出被外，循著聲音摸索著找到手機，迷濛著眼睛，將手機鬧鈴關掉。

打了個長長的呵欠。

拿起床頭櫃上的水，喝一大口。

掀開棉被，披上外套，走進浴室小解。

擤個鼻涕，清清喉嚨，接著刷牙洗臉。

走出浴室，張開雙臂，深深呼吸，確定自己真的醒過來了！


你可以和家人一起到東部海邊去迎接 2018 年的第一道曙光！

六點多，太陽終於露面了，沐浴在紅光萬丈的你，身心宛如被新生的陽光洗滌淨化，心中充滿了蓄勢待發的勇氣，相信：今年會是個好的開始，我決定要好好的展現自己，讓自己發光發熱！

如果每天都能在凌晨五點前起床，就有機會迎接每一天的第一道曙光！也能讓自己每天都有新的開始！

你知道嗎？身體這個「甦醒」過程，每個動作都啟動了身體的某些器官和機能。這些啟動與連結的關係，都來自大約四十億年來從低等生物演化到人類的結果，同時也都憑藉中醫的肺經系統運作著。

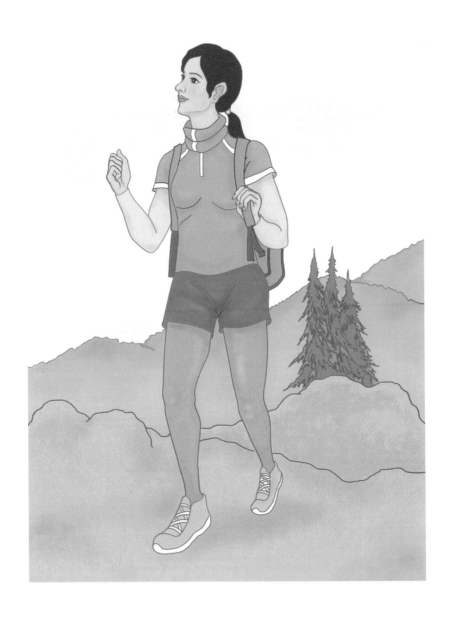

或許你正歪著頭，想了想，有看沒有懂。

沒關係！讓你了解這一切事情，正是本書《經絡解密》的任務！


## 經絡解密「開幕式」──現在的我們是演化的作品

手太陰肺經身為首發團隊的隊長，當然也就成為十二經絡的總隊長了！應該有個轟動的「開幕式」來展開以下序曲。


● 肺連結演化歷程的過去與現在。

● 肺經短短的經脈、少數的穴位，卻是開啟演化之路、中醫之門的鑰匙。

● 如果能了解「肺經身為第一條經絡」的重要性，就可幫助讀者走進中醫之門！


科普書《我們的身體裡有一條魚》（*Your Inner Fish*），作者蘇賓博士（Neil Shubin）是古生物學家，他在加拿大極區發現了「提塔利克」（Tiktaalik roseae）化石，是距今三億七千五百萬年前的魚類，牠同時擁有兩生類的原始特徵，是水中動物至陸地生活時的過渡物種。這結果清楚地顯示：陸上的動物的確是從水中的魚類演化而來，我們都是魚的後代！

對於達爾文所提出的演化論，科學界雖然一直都有爭論，我個人是相信歷經了近四十億年，我們從小小的單細胞演化為人類，而且這個演化的過程還在持續中。

現代人讀中醫的理論，常會覺得很難懂，除了文字艱澀之外，再者就是沒有看穿它橫跨了數十億年的時間軸。這部分正好可以從肺臟及肺經貫穿時間與空間，來解開這亙古以來的秘密，以及人與天地的關係。

準備好了嗎？肺經將以開天闢地之姿，震古鑠今之聲，登場嘍！

# 一、肺經甦醒三部曲

　　每一天純淨重生，蓄勢待發，歸「寅」之際，敞開胸懷出發，迎向挑戰，產生接納世界的勇氣。


　　肺經是十二經脈之首，也是醫學生最熟悉的一條經絡，因為是第一條，讀的時候精神還不錯，加上循行簡單好記，所以「起於中焦，下絡大腸，還循胃口……」就朗朗上口了！但是為什麼貌不驚人的肺經能成為首發經絡呢？

　　十二經脈循環交接過程的終點站是肝經將氣血注入於肺。多數的經脈都直接起於交接處，但肺經並不起於肺，而是「起於中焦」然後「下絡大腸，還循胃口，上膈，屬肺」。

　　肺經沒有馬上將氣血從肺輸出，而是另起爐灶，歷經中焦這一段路線後再到肺。喜歡閱讀推理小說的讀者可能會開始懷疑，中間這段時間差，肺是否趁機從事什麼勾當啊？呵呵～確實如此！肺可忙著呢！


　　**第一部曲「純淨重生」：**

　　**肝經淨化過的氣血流入肺，肺經被動接收，存放在肺裡保管及審核。**

肺經做為人體的第一條經絡，氣血循環的第一道關口，為了身體健康，對於肝經傳來的氣血，肺就必須嚴格把關，審慎評估，檢驗品質，確保淨化後，才能放行。這些工作需要時間，所以，肺經先將氣血保存在肺中以做審核，這是第一階段的工作。

### 第二部曲「儲備蓄勢」：

　　肺開始內部整備：**1. 啟動中焦，為進食做準備。2. 啟動肺功能，推動氣血水的運行。**

　　肺經開闢另一條從中焦開始的路線，經過與肺相表裡的大腸，和掌握身體重要資源的胃，最後再抵達肺，展開肺專屬的任務。這是第二階段的工作。

### 第三部曲「寅始出發」：

　　**肺主導甦醒，人體進入甦醒時分，肺經主動啟動衛氣及軀體中氣血水的循行。**

　　當一切就緒之後，就會啟動人體的甦醒機制，美麗的一天從此開始。這是第三階段的工作。


　　第一部曲接收來自肝淨化的營氣，第二部曲啟動五臟六腑的氣血，第三部曲偏重在啟動衛氣，而且準備出發。

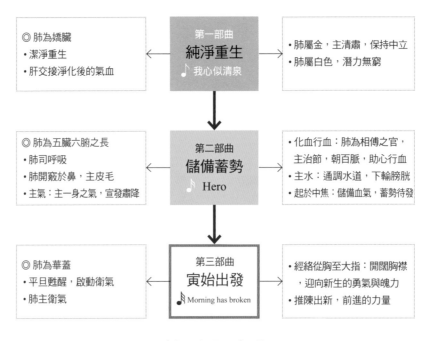

| ◎ 肺為嬌臟 | 第一部曲 純淨重生 ♪ 我心似清泉 | • 肺屬金，主清肅，保持中立 |
| • 潔淨重生 | | • 肺屬白色，潛力無窮 |
| • 肝交接淨化後的氣血 | | |

| ◎ 肺為五臟六腑之長 | 第二部曲 儲備蓄勢 ♪ Hero | • 化血行血：肺為相傳之官，主治節，朝百脈，助心行血 |
| • 肺司呼吸 | | • 主水：通調水道，下輸膀胱 |
| • 肺開竅於鼻，主皮毛 | | • 起於中焦：儲備血氣，蓄勢待發 |
| • 主氣：主一身之氣，宣發肅降 | | |

| ◎ 肺為華蓋 | 第三部曲 寅始出發 ♪ Morning has broken | • 經絡從胸至大指：開闊胸襟，迎向新生的勇氣與魄力 |
| • 平旦甦醒，啟動衛氣 | | • 推陳出新，前進的力量 |
| • 肺主衛氣 | | |

肺經甦醒三部曲

　　肺連結演化歷程的過去與現在，短短的經脈、少數的穴位，卻是開啟演化之路、中醫之門的鑰匙。個人覺得，如果能將「肺經身為第一條經絡」解說清楚，將會幫助讀者走進中醫之門，因此這也是讓我寫來最耗神的一篇總論，但畢竟這是一本醫普書，也希望讀者能先放鬆心情，跟我一起走入經絡世界，去發掘人體經絡的奧秘之處。

# 第一部曲「純淨重生」

## 承接肝經淨化過的氣血

肝經為十二經絡之末，最後流注到肺。

中醫說「肝主藏血」，可是血液不是一直都在血管裡面流動嗎？什麼時候會被肝收藏呢？目的是什麼？好問題。

《內經》說：「人臥血歸於肝」，當我們躺下休息時，身體的代謝速度減慢，對氣血的需求量減少，一些比較「有空閒」的血液就可以「下班休息」去，明天繼續上工。到哪兒休息呢？就像每家客運公司都設有司機休息站及汽車維修站一樣，肝臟是血液的休息站及維修站，下班後的血液就流向肝臟，在肝臟得到最後的淨化和修復。

肝臟統領經絡團隊第三組的「善後團隊」，心包經、三焦經和膽經，都在肝的監督管理下，很認真地清理體內的雜質，修復損傷的組織，最後經肝經的「掃毒排毒」系統確認一切完好如初之後，再慎重的將這些用心修復與淨化的氣血交接給肺。有一首由王海玲唱的「我心似清泉」民歌，很貼近肺經的氣質：

讓我擁抱這片溫暖陽光　　好像擁抱燦爛的新希望
當我越過千山涉過萬重水　　為理想走他鄉

當我呼吸春花吐蕊芬芳　　望岳看雲聽生命在迴響
朋友當你輕輕握著我的手　　我心似清泉向上流……

## 肺為嬌臟，潔淨重生

中醫認為「肺為嬌臟」，就生理結構上來看，肺臟確實比其他器官顯得柔嫩。在五臟之中唯有肺臟直接和外界相通，時時刻刻都得忍受及抵抗空氣中的各種雜質、邪氣的侵襲，加上肺本身有潔癖（詳述於後），所以一定會努力將這些雜質和邪氣排出體外。由於它具有非常敏感且易受傷害的特質，中醫就此歸納出肺比較「嬌」，也提醒我們注意呵護肺臟，無論是飲食或是治療肺系疾病時都不要過於激烈，例如過於辛辣或是苦寒的食物或藥物，都會對肺造成二度傷害。

肺經身為首發經絡，「肺為嬌臟」亦有深意。

1. **就型態層面來說**：剛出生的嬰兒有著最嬌嫩的軀體，「嬌臟」提示健康的肺應如初生嬰兒般的嬌嫩無瑕，另一方面更提示身為「嬌臟」的肺就是生命的開始。

2. **就工作層面來說**：「肺為嬌臟」不是為了討寵愛，而是為了捍衛身體，肺為氣血設立了一個「純淨」標準值：只要不傷

持續保持嬌臟特質的氣血，就可以過關，允許

……」是人體的健康標準之一。

有很感動呢？肺為身體把關，確保每天首發經

……的是純淨健康的氣血，不惜犧牲自己，作為檢

……時會在寅時突然咳嗽，這可能表示，肺臟對於

……質並不滿意，就以自己的方式提出「抗議」，

……品質，也提醒我們要開始注意肺功能了。

……本身就有疾病，再加上寅時肺經的氣血較旺，

……發舊疾，甚或加重病情，也會出現咳嗽、氣喘

……烈。曾有一個跟肺經旺於寅時有關的案例：

……晨四點多醒來就難再睡，研判是寅時肺經經

……加入瀉肺氣的中藥之後，就可以睡到天亮。

……兌：俗語說「一日之計在於晨」，一天最美

……若以人生來論，晨間時刻好似幼年及青少

……肌膚嬌嫩，就是大家所說的「小鮮肉」啦！

……希望。肺經也是年輕嬌嫩，時時充滿希望

……經肝淨化過、最純淨的氣血。

……我們這是健康的肺臟該有的特色，我們該

……時也怠來照顧肺臟。也感謝肺這個嬌臟的堅持及

犧牲，讓我們每一天都能從潔淨中重生。

認識了「肺為嬌臟」大家是否會很同情菸民的肺？還有在鍋爐旁烹飪的家庭主婦以及燒烤店的廚師呢？這些都是肺的恐怖殺手。至於日益嚴重的空氣污染問題就得由全民的肺一起承擔了。也難怪肺癌這個隱形殺手，已連續五、六年成為國人癌症的第一大死因。

至於很多人聞之色變的肺腺癌，也可以從「肺為嬌臟」的概念下延伸，了解肺需要呵護的特性，在臨床觀察下，當人們「失寵」或「失去了重要的依靠」後，這重重的打擊很容易引起此疾患。

某天門診中，一位老病人突然向我詢問起肺腺癌，因為他有一位三十多歲的同事檢查出肺腺癌，由於狀況不好，讓大家都很擔心。

我馬上反問：「你這位同事最近有沒有歷經過很大的感情創傷？」

「有耶！沈醫師怎麼知道？」老病人滿臉驚訝。

長期從新聞報導和臨床觀察中發現，「肺為嬌臟」在工作與人際關係上，代表深度的認可和全然的信任，在感情關係上，代表被捧在手心的寵愛（男女皆然）。一旦失去被呵護的感覺，例如老闆關愛的眼神移向他人，曾經如膠似漆的情人移情別戀了，或失去了最深愛的人……，「失寵」之後，都會產生非常嚴重的「失落感」，心病導致身體也生病，肺的世界崩盤，肺腺癌由此而發。

前述三十多歲的年輕人屬於適婚期，猜想最大的失落感應該來自於感情，果然不出所料。唉！情關難過啊！

## 肺屬金，喜清肅，保持中立

肺的五行屬金，金屬的特質就是剛硬，外面的塵埃污垢只能停留在金屬表面，無法入侵，因此金屬才能保持自己的特性，不受外界干擾，當然也不喜歡外物的攀附。簡單說，就是「潔癖」、「不沾鍋」，無論身體上或是道德上，皆然。

在身體功能上，肺屬金：展現出潔淨的特質，不喜歡異物停留或入侵，一旦出現這些情況，就會努力將之排出。例如灰塵從鼻入侵，喉嚨有痰停留等，身體自然就會以打噴嚏、咳嗽等方式將之排出，以保持肺的乾淨。這種特質中醫稱為「肺喜清肅」。

在相學上，金形人面白，五官方正，個性比較正直堅毅。肺屬金，也有金屬的鐵面無私特質；喜清肅，可以延伸出剛正不阿、朋而不黨的特性。但若正直過頭了，就會非常頑固，食古不化，超難溝通的。

此外，在臟腑的十二官中，肺身為相傅之官，就是君王旁邊最重要的輔佐人物——宰相，當然會有許多人想去巴結。所以，肺經系統除了連結上下接經的肝經與大腸經之外，沒有主動與其他經絡連結，這就保持了肺本身的中立性，無所偏袒，也沒有包

袂（肺經雖然沒有主動連結肝經與大腸經以外的經絡，但為了完成生命的重要任務，心經與腎經主動與肺連結。這部分內容請參閱肺經經脈篇），可以如實呈現身體的真相，以明快的作風，將能放行的氣血放行，不能放行就透過肺的系統排出體外，讓我們每天都能純淨的開始。

## 肺屬秋天，多愁善感，易生肺病

中醫的天人合一理論，認為人與天地四季相應，如肝屬木，對應花木繁茂的春天；心屬火，對應炎熱的夏天；肺屬金，對應肅殺的秋天；腎屬水，對應寒冷的冬天。

宋朝詞人吳文英的〈唐多令〉：「何處合成愁，離人心上秋。縱芭蕉，不雨也颼颼。都道晚涼天氣好，有明月，怕登樓。……」在詞人眼中，愁來自離人心上秋，難怪到了秋天，人們看著滿地的落葉與逐漸灰暗單調的風景，心裡難免會勾起對於自然界及生命力逐漸消退的悲愁感。

但是過度「悲秋」的人，個性通常都比較細膩，多愁善感，一如《紅樓夢》中的林黛玉，而且到了秋天特別多病。肺主表，肺氣比較虛弱的人，體質也較為敏感，容易受外在環境影響，一到秋天，身體呼應秋天肅殺之氣，導致肺病發作，如咳嗽、喘促、鼻塞等，或是原有的病情加重。

所以肺氣虛弱的人，平日就應多注意調適身心狀況，進入秋季，尤應注意保暖，多曬太陽，多接觸正面的事物，就能淡化秋天的悲涼感。

## 肺屬白色，潛力無限

肺在五色系統中屬於白色。現代人認為白色是純潔的象徵，而在中國傳統民俗中，「白色」和「服喪」有很大的關聯，是喪禮服裝與佈置的主要顏色。兩者差異很大。那麼中醫所認知的白色是什麼呢？

過去人們以為白色就是無色，或者是基本色，就如白紙沒有自己的顏色，等著著上其他顏色一樣的概念。後來科學家證明白色是一種包含光譜中所有顏色光的顏色。所以白色不是「沒有」顏色，而是「全有」。

中醫看透了白色，知道它包含所有的顏色，因此，白色代表了各種可能性。中醫將白色給予生命之始的肺，讓我們的生命始點存在著各種機會與變化，得以發揮潛力，創造自己的人生。

另一方面，《內經》說：「精明者，所以視萬物，別黑白，審長短。」指出眼睛的功能是視察萬物，分別黑白顏色，判斷長短。白與黑是極端對比的顏色，五色之中，肺屬白色，腎屬黑色。肺與腎也有著極端對比，例如在人體臟腑的位置，肺在最高位，

腎在最低位。天地是大宇宙，人體是與其對應的小宇宙，肺宛如天，脾宛如地，腎在脾之下，宛如地底。天有著明亮的特質，地底就暗不見天日，因此白則亮，黑則暗。肺的白色也代表「明亮」，肺經所主的寅時正是天色將亮之際，肺屬白色隱含了清晨與光明，充滿了希望。

前面提到肺為嬌臟，需要呵護。白色的食物，如白木耳、蓮子等都能呵護嬌嫩的肺。這是肺屬白色在飲食上的應用。

當然我們也可以就一般認知的白色來討論肺的特色。白色有純潔乾淨的感覺，俗語說「一白遮三醜」，即使中國人多屬黃種人，民間還是比較喜歡白皙的膚質。肺五行屬金，五色屬白，宛如膚色白皙細緻、鼻梁高挺、語音清脆、注重外表整齊、衣著俐落、有點潔癖、「天生麗質難自棄」的美女，這又呼應了肺為嬌臟的特色。

綜上而論，肺為相傅之官，是位獨具風格、優雅的「白面書生」，就如三國演義中，羽扇綸巾的諸葛亮一樣；身為嬌臟，敏感也很有品味，挑剔且龜毛；五行屬金，有潔癖，堅持原則，不輕易妥協；五色屬白，未來充滿光明與希望。我想，這是大宇宙給小宇宙的我們最真誠、最珍貴的祝福與賞賜。

肺經擁有十二經絡系統中獨有的風格與優雅，可以簡稱為「白金嬌臟」，屬首發經絡不可或缺的重要特質。

在撰寫本書的過程中，肺經不是我第一條寫的經絡，是第七條！為什麼？當初要開始落筆時，發現肺經太龐雜，超級難寫，決定先跳開寫別的經絡，等把筆磨尖了之後，再回來寫肺經。過程中，肺經總論篇最耗費心神，感慨也最多！

自從清朝時期，西醫興起之後，中醫就被視為落伍的象徵，國人中（甚至連中醫同道）一直有人想消滅中醫。在這樣的氛圍下，許多年輕的中醫師對於中醫普遍缺乏信心，反倒是民眾們感受到中醫療效之後，給予中醫全然的信任與支持。

臨床上，即使身為醫師的我，常被中醫的強大療效震懾住！病人也常驚呼連連說：「中醫怎麼這麼神奇！」隔壁床的病人就會淡淡地跟他說：「中醫就是一直這麼神奇啊！」

我逐漸體會到，部分中醫理論不僅活在當下，也涵括了更長更廣的時間與空間觀點。因緣際會下，開始接觸演化，赫然發現，中醫竟然記錄了生命演化的歷程，而且確實與天地活動類似，難怪眼光只放在現在的人們會誤解中醫、看淺中醫！

我常在對外授課時強調，我們不是在發現中醫，而是透過臨床，印證中醫！所以我畫了以下「肺與天地人和演化關係圖」，說明肺經系統的特性。

天地是大宇宙，人是小宇宙，也還在演化的過程。開天闢地的肺經，敘說著宇宙的時間故事！

# 肺與天地人和演化關係圖

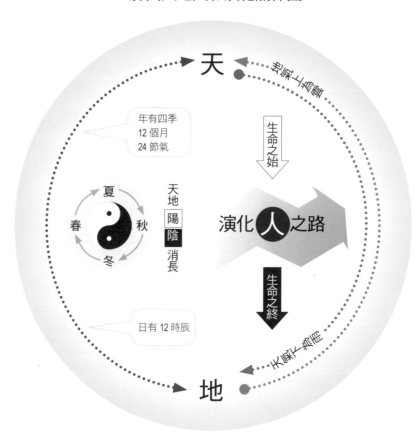

天

年有四季
12 個月
24 節氣

生命之始

夏
春　秋
冬

天地 陽陰 消長

演化 人 之路

日有 12 時辰

生命之終

地

人處天地之間，四季陰陽消長，
人的生命也從開始到終結，生生
不息，而在人類的演化長河中，
肺忠實記錄下了這一切的變化。

# 第二部曲「儲備蓄勢」

　　肺身為五臟六腑之長，沒有三把刷子是不可能贏得這個美譽。是哪三把呢？就是掌理全身的氣、血、水。氣、血、水到位，肺就領頭儲備資糧，蓄積力量，準備啟動全身活動。

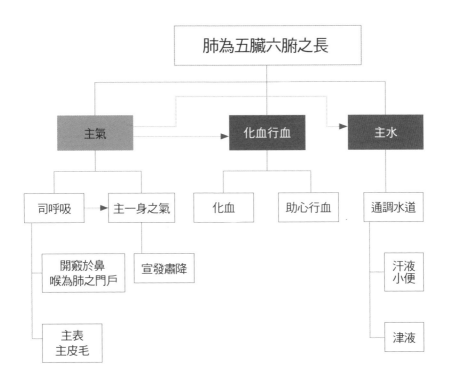

## 肺主氣，司呼吸，主一身之氣

肺所有能力的來源都是「呼吸」。眾所皆知，肺是重要的呼吸器官，中醫也說「肺司呼吸」，肺由此衍伸出許多功能，可以讓我們回溯人類的演化過程。

### 1. 中醫的肺臟觀就是呼吸演化史的縮影

臟腑經絡記錄了人類從單細胞生物進化至今的這一大段歷程，這些歷程還保留在我們體內，中醫以此為基礎發展了完整的醫學理論，直至今日還引導著中醫師們治病救人。

我們就先從演化談起吧！

達爾文的「演化論」認為地球上人類是由低等生物演化而來。歷經四十億年，從原始單細胞微生物、多細胞微生物、海中低等生物、有殼生物、魚類、兩棲類、爬蟲類、鳥類、哺乳類、靈長類、猿猴，才演化到人類。

生命的存活是最關鍵的事情，所有的活動也都圍繞著這個目的展開。呼吸就是存活的要件之一。

從演化的歷程來看呼吸方式的改變：

●最早期的生物都是單細胞，構造非常簡單，呼吸就從體表直接擴散。

●蚯蚓以皮膚呼吸，還會從背孔分泌黏液保持皮膚的濕潤。

●水生動物以鰓呼吸，當水通過鰓時，位在鰓絲上鰓片的微血管會藉由擴散作用和水進行氣體交換，將溶解在水中的氧氣吸收到血液中。比較特別的是泥鰍，平常用鰓呼吸，當水中氧氣缺乏時，會暫時把腸子作為呼吸器官，這與中醫肺與大腸相表裡的理論有異曲同工之妙。

●兩棲動物利用皮膚、口和肺呼吸三個方式進行氣體交換。通常幼體在水中生活，用鰓呼吸；成體在陸地生活，用肺、皮膚和口腔內膜呼吸。青蛙主要依靠肺呼吸，但肺還不發達，呼吸氧量不足，因此還需透過皮膚呼吸來補強。中醫也有肺司呼吸又主皮毛的概念，這項關係與呼吸和排汗有關。

●陸生動物主要以肺呼吸。人類的呼吸器官最為複雜，包括：鼻、咽、喉、氣管、支氣管和肺等，中醫也說肺主咽喉，肺開竅於鼻，鼻子是肺在面部的外竅，中醫可以透過觀察鼻部了解肺的狀況。

俗語說：「凡走過必留下痕跡」，人體亦然！人類的身心靈中皆存有演化的歷程，人類母體中的胎兒也以十個月時間，從單細胞開始，快速重演人類演化史。

中醫對於肺功能的概念存有最多演化痕跡，也是必然的結果。

因為細胞內完成生命活動所需的能量都是來自呼吸作用，呼吸貫穿整個演化史。呼吸是個體與外在環境氣體的交換，所以一定跟體表有關，這段從體表呼吸演化到肺呼吸的過程，全被中醫歸納在肺的功能之中。

中醫是以五臟六腑為核心的醫學，周邊相關功能的組織就依據不同性質交給臟腑管理。以肺來說，雖然早期生物體中還不存在肺這個器官，但因為呼吸貫穿整個演化史，肺的核心概念也是「呼吸」，後來才出現的肺臟就概括繼承所有與呼吸有關的器官與功能。所以，中醫的肺臟概念不僅記錄以呼吸為主的演化歷程，還從此衍伸，包括體表皮膚也能呼吸，生命從水中開始，水生動物及兩棲動物的呼吸系統也能讓水通過，進行氣體交換等等。

中醫認知「肺司呼吸，主皮毛，主水」這些特性，都可以視為人類從單細胞、水底動物進化到陸上動物的記錄。

### 2. 呼吸不僅貫穿整個人類的演化史，也貫穿個體的生命史。

### 肺為氣之主

中醫對於呼吸的看法不是用 $O_2$，$CO_2$ 概念，而是用氣的升降來說明。

中醫認為「肺為氣之主，腎為氣之根，肺主出氣，腎主納氣，陰陽相交，呼吸乃和。」肺將吸入體內的氣降至腎受納，讓氣有根，

也將氣帶來的能量存在腎之中，然後再從腎升至肺而呼出體外。這是中醫很特別的見解，因為中醫了解這個氣機的升降運作深深影響全身機能。

肺主一身之氣，還包含氣的生成和運行。

呼吸與食物是維持生命的兩大關鍵，中醫觀察到，人體將來自呼吸的氣（中醫稱為清氣）與食物養分的氣合而為一，成為最營養且最有能力的組合，提供人體所用。但誰來做整合的工作呢？身為五臟六腑之長的肺，就像學校的班長，義不容辭的挺身而出。肺把從自然界吸進來的清氣，與脾胃從食物中吸收的營養之氣，結合成為一股新的氣，稱為「宗氣」，宗氣積於胸中的膻中處，也就是中丹田，再輸送到全身。

宗氣既然是清氣加上營養的統合，必然會影響全身的氣機。所以宗氣足，心肺功能強，腎也能納氣；宗氣虛則百病叢生。因此營養不良的人，就算處在空氣好的地方，還是會有氣虛不足的現象，那是因為營養不足，致使宗氣生成也不足。看到這裡，就為肺經不是起於肺，而是起於中焦埋下伏筆。


宗氣部分來自於空氣，當然會走呼吸道，幫助呼吸；
宗氣含有營養物質，會通行心脈，提供給耗能的心臟，助心行血；
宗氣也到丹田，由腎受納來滋養元氣；

宗氣周行全身，濡養全身的組織器官。

宗氣可以再分為運行在經脈內的「營氣」和經脈之外的「衛氣」。

## 肺主宣發肅降

肺主一身之氣，除了滋養心肺腎主要器官之外，氣也周行全身其他組織器官。如何周行？中醫歸納宗氣在全身的活動方式為「宣發」與「肅降」。

宣發是指氣機向上、向外，升發和發散的意思，肅降是指氣機向下、向內，清肅和下降的意思。它們的活動看起來很像一棵樹的型態。宣發類似樹枝與樹葉向上、向外伸展的特性，肅降類似樹幹與樹根向下、向內收斂的特性。透過肺的宣發肅降，宗氣就能在人體上下內外活動，有升有降，生機不息，維持身體機能。

美國學者栗山茂久博士在《身體的語言》（*The expressiveness of the body and the divergence of Greek and Chinese medicine*，中譯本究竟出版社出版）書中比較中西文化看身體的異同，發現古希臘的解剖學以動物為中心，中國人則對於植物的興趣明顯高於動物。中醫對於「內臟與其所控制的部位、內在的生命核心以及外表的呈現──它們之間的關係就和根、莖與葉、花之間的關係一樣。」

中醫確實常以植物概念來看待人體，所以特別強調「根」，

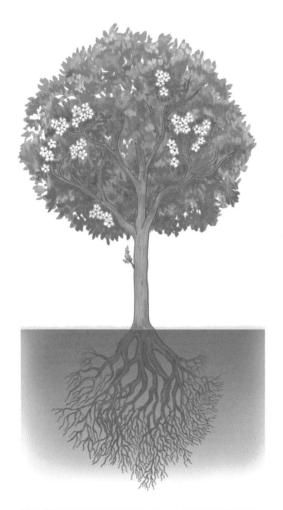

植物生長特性類似肺臟生理，中醫常以植物譬喻
人體的生理機能和生命活動。宣發就類似樹枝樹
葉向上、向外伸展的特性，肅降則類似樹幹樹根
向下、向內收斂的特性。

人體的根就是腎臟，中醫說是先天之本，藏有人體最寶貴的精。呼吸是生命大事，呼吸有根，生命也才有根。因此，每一個生命的開始與終結都與肺腎有關。

生命中的呼吸都是吸與呼成對，遵照著肺吸氣—腎納氣—肺再呼氣的循環。只有兩個例外：人離開母體後的第一個氣息來自肺的吸氣，人將離世前最後一個氣息來自腎無法再為肺納氣，氣主出不進，所以只能呼出最後一口氣。肺貫穿了生命的開始與結束。

許多重症病人的呼吸都是短而淺，氣出多進少，表示腎納氣功能逐漸下降。一般人緊張時呼吸也會變得短而淺，只要「深呼吸」就能讓呼吸加深加長，這就是有意識的將氣吸入丹田，讓腎多納氣的關係。

就天地間的運動來說，氣在天地之間有升有降，地氣上為雲，天氣下為雨，上下循環，萬物方能生生不息，請參考「肺與天地人和演化關係圖」（p.120）。就人體而言，肺在最高處，腎在最低處，兩者宛如天與地，無論氣或水也都是上下周流，才能維持人體的平衡。肺主氣，腎主水，注定肺與腎在主氣與主水功能上互相依賴的關係，所以中醫才稱肺腎為「金水相生」。腎水譬喻如地下水、河流，經太陽（如心陽）與地熱（如腎陽）蒸騰水氣

向上，在天凝結為雲，如人之肺，當雲降為雨流入河流與地下水中，其關係才稱為金水相生。

## 道家的丹田真氣均與肺有關

　　中醫許多觀念與道家類似，故又稱為「道醫」。道家很重視「丹田」，顧名思義是指道教煉丹術呈現之處，煉丹時意守之處，簡單說就是練真氣的地方。真氣對於生命很重要，影響我們生老病死的型態，真氣充足的人可以少病、長生、不老。這也就難怪練武及注重養生之人，都注重練丹田之氣。

　　道家認為人體存有三個丹田，藏有精氣神三寶：上丹田在頭部的眉心，藏神；中丹田在胸部的膻中，藏氣；下丹田在下腹部的肚臍以下部位，藏精。奇妙的是，三個丹田都與肺有關。

**上丹田在眉心**，又稱為印堂，也是俗稱第三眼所在的位置。在《內經》面部望診，兩眉之間的印堂是肺的反應區，如下圖。

　　**中丹田在胸口正中的膻中**，中醫稱膻中為「氣海」，就是氣

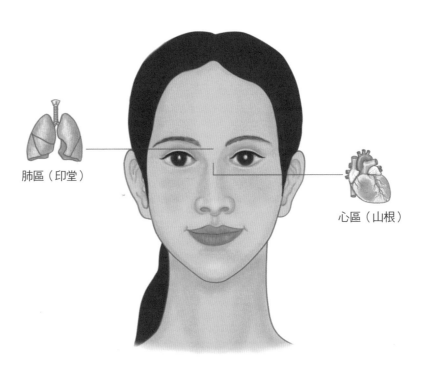

肺區（印堂）

心區（山根）

《內經》望診的方法，強調
「有諸內必形諸外」，內臟
的狀況會反映在面部的區域。

匯聚的地方，屬於印度瑜伽七輪中的心輪。肺主一身之氣，胸口也是肺經系統經過的部位。

**下丹田在肚臍以下部位**，任脈的關元穴、氣海穴附近。從穴位名稱中，關「元」，「氣」海，合起來就是「元氣」，暗示下丹田是元氣之所在。主藏精，腎藏精，因此下丹田由腎管理。

肺所吸入的氣蘊涵能量，也是生命的關鍵，當然要周行於丹田，人們才能經由呼吸來煉丹。上丹田屬於肺，鼻部吸入氣息也會到印堂的上丹田，氣進入肺，向下經過中丹田到下丹田，真氣在此收納滋養之後，再逆向呼出體外。這就是中醫腎為肺納氣的原理，也讓氣有根。

## 肺開竅於鼻

肺開竅於鼻，鼻子能呼吸也有嗅覺。早期魚類的鼻孔只是凹下的構造，只管嗅覺，與呼吸無關，演變到兩棲類時才逐漸有了呼吸的功能。

從嗅覺方面來說，嗅覺有助於生存。人類早期在野外的生活，嗅覺有助於覓食和追蹤獵物，也避免我們誤用了一些中毒的食物。在現代社會，嗅覺仍是生存的關鍵之一，例如聞到食物的味道會讓我們聞香而去進食，若聞到腐壞食物味就不會吃進肚子，聞到瓦斯外洩味道便會趕緊報警並逃離現場，捷運車廂中聞到身邊乘

客有濃濃酒味，就會趕緊退避三舍，保持距離等等，所以嗅覺是很重要的生存能力。

在所有的感官中，嗅覺與情感聯繫最強，許多嬰幼兒要聞到媽媽的味道才能安睡，有些人從小就需要有陪睡布或絨毛玩具，長大後仍無法拋棄，每天晚上得依偎著，聞著熟悉的味道才能入睡。現代的芳香療法，藉由芳香植物所萃取出的精油做為媒介，經由呼吸道或皮膚吸收進入體內（肺主皮毛），來舒緩身心壓力。在肺經的病候也有心煩，試試芳香療法應該不錯。

嗅覺也是所有感官之中最直接的接收器，在十二對腦神經中，第一對就是嗅神經。氣味也是最容易記憶的東西，所以嗅覺為感官之首。

中醫也很重視鼻子。鼻子在中醫望診時稱為「面王」，因為它在面部最高的位置，如地面之泰山；另一方面也與前述的呼吸及嗅覺有關。肺開竅於鼻，鼻子是肺的外竅，功能由肺管理，中醫師也可以從鼻了解病人肺的情況。嚴重鼻塞的人，常常用力吸氣，鼻翼會比較腫硬而且外張，表示肺氣阻滯，胸部也會跟著變緊，需要開胸理肺。中醫也說喉為肺之門戶，跟呼吸與發聲有關，這與現代觀點一致，不再贅述。

在《我們的身體裡有一條魚》書中，蘇賓博士寫道，在演化

的過程中，會發生基因突變，導致部分基因功能喪失，但是仍保留在 DNA 中，成為演化的無言記錄，因此「身體記錄了生命的歷史」。

而中醫將這些演化歷程歸納於臟腑與經絡理論之中，所以唯有回歸到演化的歷史長河才能理解中醫的特色。中醫是活的醫學，充滿生命力的醫學，面對變化快速的人類環境，中醫與時並進，持續進化，豐富內涵，迄今仍活用在日常生活與醫療保健上，頗受民眾喜愛與信任。我想，這就是中醫的奧秘，也是中醫可以綿延千年的生命力來源之一吧！

## 肺在體合皮、其華在毛

中醫說「肺在體合皮、其華在毛」，前面提過，呼吸的演化是從體表到鰓，最後才是肺。肺又與外界氣息相通，包覆在人體外面的皮毛也就由肺管理了。

中醫認為，皮毛具有防禦外邪、調節津液代謝、調節體溫、輔助呼吸等生理功能，其實皮毛就是肺的一個分身，而且是站在最前線的分身。皮毛是人體最外面的保護膜，皮毛上面有毛細孔，很像現代的防風透氣外套，可以排汗透氣，調節體溫，也有抵禦風寒入侵的雙向作用。

肺對於皮毛這個分身也特別照應，將具有保護能力的衛氣、

水穀精微和津液外輸給皮毛，成為足夠防禦外邪的「武器」和能力。

我們也可以從皮毛判斷肺的情況。皮毛細緻的人，肺比較嬌嫩；皮毛粗糙的人，肺也比較粗糙，容易引發肺病。曾經有一位皮膚細嫩的女性友人，開始抽菸之後發現，只要菸多抽一些，皮膚就變得比較粗糙。臨床上也看到許多抽菸的男性，四肢表皮都比較乾燥粗糙，果然肺主皮毛！皮毛上的一些皮膚疾病，中醫也會從肺著手治療。所以肺與皮毛之間的關係也非常密切。

## 肺主化血及行血

大家都知道，心臟是泵血（推動血液循環）的器官，中醫也說心主血主脈，這點中西醫是一致的。但對於心臟的血液來源以及如何推動血液，中醫有其獨特理論。

### 肺主化血

中國人很重視吃，是不爭的事實，且其來有自！中醫非常強調飲食，因為維持人體生命活動的氣與血，都來自於胃從食物中消化吸收的營養，中醫稱為「精微物質」。

氣的部分，前面提過精微物質與空氣合為「宗氣」，濡養全

身各組織器官。

　　血的部分，《內經》說：「中焦受氣，取汁，變化而赤，是謂血。」「穀入於胃，胃氣上注於肺。」「中焦亦並胃中，出上焦之後，此所受氣者，泌糟粕，蒸津液，化其精微，上注於肺脈，乃化而為血。」總結而言，胃將精微物質經由肺經上注到肺，肺再轉化成血液。

　　各位請記得，以上《內經》有關肺轉化血液的說法距今至少2500 年以上。而在 2017 年最新發表的現代醫學研究指出，肺不只是呼吸器官，也是製造血小板和支援造血功能的要塞！科學家透過小鼠實驗發現，肺還貢獻了體內一半以上的血小板；此外，肺還能和骨髓在造血任務上互相合作，在骨髓的造血功能受損時，派出造血先驅細胞，支援血球和血小板的合成。這跟中醫理論完全相合。

　　中醫臟腑理論中，肺與腎金水相生，共同完成呼吸與水液代謝兩項任務，腎主骨主髓，現在可以加上第三項任務「造血」囉。


## 肺助心行血

　　中醫的心為君主之官，不僅要輸送血液到全身，還要管理神志，保持人心神安定，還要管理眼睛及臉色，說話要小心，不要輕易洩漏內心的秘密……。中醫的心要管理好多事啊！幸好老天

派來超能力的肺，擔任相傅之官，輔佐心臟，肺主一身之氣，透過呼吸，氣行則血行，幫助心臟推動血液輸佈到全身。

中醫另一本典籍《難經》說：「人一呼脈行三寸，一吸脈行三寸，呼吸定息，脈行六寸，人一日一夜，凡一萬三千五百息，脈行五十度周於身。」《難經》時代的醫學家數學能力不錯，算出人一呼一吸，血液在經脈走六寸，一天 24 小時，共呼吸 13500 次，經脈繞行身體五十周。五十周之後經脈回到手太陰肺經，就是肝經注入肺的時候。

中醫師常在腕關節上把脈的地方叫做「寸口」，是肺經經過的部位，肺經是五臟六腑經脈的始點也是終點，五臟六腑的氣會顯現在寸口處，所以中醫師只要在寸口把脈就能掌握五臟六腑的狀況。寸口靠近腕關節的位置有一個「太淵穴」，也因此被稱為「脈會」，可以診測經脈運行的狀況，調節心律。

一般人常言「感人肺腑」和「肺腑之言」，都指發自內心深處誠摯的情感言詞，不知大家是否注意到這個用詞，都以「肺腑」二字替代了誠摯的內心狀態！其實《史記》中也曾以肺腑二字來譬喻帝王（心）的親屬：「諸侯子弟若肺腑。」唐朝詩人白居易也曾在詩中以肺腑喻內心（「肺腑都無隔，形骸兩不羈」），可見這譬喻用詞由來已久。不過從中醫的角度看待這說法，乍聽之下會覺得有點小彆扭，因為肺屬五臟，不屬六腑，但延伸思考若

以肺為五臟六腑之長，因而取「肺＋腑」的肺腑之詞來象徵五臟六腑的象徵倒也說得通。所以，我們也只好默認「肺腑」一詞，並安慰自己：反正肺還與心相連，「肺腑」與內心怎麼說都會通！

## 肺朝百脈，主治節

肺經的太淵穴被稱「脈會」，可知肺與脈有密切關係。中醫的「脈」有多重意思，有時是血脈，有時是經脈，但無論是血脈或經脈，都是氣血流動的管道。

《內經》說：「脈氣流經，經氣歸於肺，肺朝百脈。」就是前面所說的，經脈繞行五十周之後回到手太陰經，舊的循環已然結束，新的循環馬上開始，肺在人體最高點，朝向所有經脈，由上而下，將宗氣輸到全身所有經脈。

《內經》說：「肺者，相傅之官，治節出焉。」肺這個宰相能力很強，除了能助心行血之外，還能幫心臟安定心神，治理國家。

中醫的五臟都藏有重要的精神物質，如心藏神、肺藏魄等。當心神不安、心思紊亂的時候，肺就展現魄力，幫君王快刀斬亂麻，安定心神。肺屬金，個性方正，喜清肅，肺行氣之力宛如掃帚，能驅逐君王身邊的小人佞臣，讓心成為英明的君主。以身體來說，佞臣就像黏膩的痰飲、瘀血等。治節即指肺有輔佐心臟、治理調

節全身各種功能的作用。

# 肺主水

## 通調水道，掌管水液代謝

《內經》對於身體的水液代謝敘述如下：「飲入於胃，游溢精氣，上輸於脾，脾氣散精，上歸於肺，通調水道，下輸膀胱。」

人體所需要的津液，跟血液一樣，都源自於飲食。飲食中的水分，經胃消化吸收後，轉輸給脾，再運送到肺，肺統理體內所有水液的道路，將水液輸送到五臟六腑中，以滋潤臟腑，並將五臟六腑代謝的廢液向下輸送到膀胱，這就是肺主水的工作內容。

## 肺主水，也可以從演化討論

生命來自水，地球表面百分之七十的面積由海水覆蓋，所以又稱為「水星球」，水與生命有著密切的關係。原核生物是最原始的生物，如細菌和藍綠藻等，都是在溫暖的水中發生，所以有「生命來自水」一說。身為首發經絡的肺，似乎記載了生命起源於水，並適應水中生活，在水中呼吸的歷程，由此可知肺具有水液代謝的能力。

肺所主導的水包括全身所需的津液，還有排出體外的汗液、

小便，以及呼吸時的水蒸氣等。肺與大腸相表裡，大腸會吸收糟粕中可用的水分再利用，大腸的排便也與肺有關，如果體內津液不足，大便也會過於乾躁而難解。肺的功能是否順暢，也與大便排泄能力有關。

前面提過，就天地間的運動來說，地氣上為雲，天氣下為雨。類似現代所說的水循環。水循環指水在一個既沒有起點亦沒有終點的循環中，不斷移動或改變存在的模式。當水在地球中移動時，將會在氣態、固態和液態三個狀態中不斷的轉變。（參見下頁圖）

中醫說肺主氣，腎主水，肺腎金水相生。氣與水本質是同一物，只是形態不同而已。水液跟血液一樣，都需要氣的推動，才能周行全身。

氣、血、水三者環環相扣，成為人體生命的動力。肺是呼吸器官，主一身之氣，而氣又為血帥，氣行則血行，所有臟腑的氣血都需要肺氣來推動。氣行則水行，推動水液輸送和代謝，濡養全身器官組織，肺才因此被公推為「五臟六腑之長」。

## 肺經起於中焦之理

肺要推動全身之氣（宗氣）來啟動一天的活動很重要。宗氣可再分為運行在經脈內的「營氣」和經脈之外的「衛氣」。

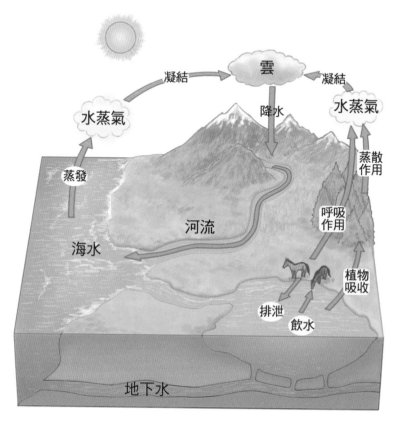

水循環

　　《內經》說：「人受氣於穀，穀入於胃，以傳與肺，五臟六腑，皆以受氣，其清者為營，濁者為衛，營在脈中，衛在脈外，營周不休，五十而復大會，陰陽相貫，如環無端。」

　　這裡先介紹營氣（衛氣具有保衛功能，行於脈外，將在第三

部曲中發揮功能），營氣是具有營養功能，行於脈中，就是在經脈裡流動，跟著十二條經脈循環全身。營氣是甦醒首部曲和第二部曲的主角。

首部曲的營氣：已經周流過十二經脈，屬於「二手」品，肝是最後一條經絡，肝經注於肺，將淨化過的氣血交給肺。

第二部曲的營氣：來自於中焦胃，這是新鮮的營氣，胃再傳送給肺。於此同時，肺正忙著檢驗肝經送過來的氣血。歷經十二經脈的氣血，數量難免會減少。肺一方面確保舊的營氣品質，一方面將胃傳來的營養物質轉換為血，與肺部吸入的新清氣，形成新營氣，新舊合併，剛好補足身體所需的質與量。

此時，肺已經儲備足夠的氣血，蓄勢待發囉！


中醫認為人的情緒與五臟六腑密切聯繫，喜、怒、憂、思、悲、恐、驚的七情之中，敏感的肺主悲與憂；肺屬金，過於「潔癖」，有時會讓人感到孤獨，加上四季之中，肺屬於秋季，離人心上秋，合成愁字，更容易出現莫名的蕭瑟感。尤其面對變動、重新開始之際，有魄力的肺，也難免會有情緒低落的時刻。

以前在國外讀書時，當面臨許多情緒激盪時，就聽「Hero」這首歌自我鼓舞！現在也把這首歌送給每天都蓄勢待發的你！

There's a hero （有這麼一個英雄）

If you look inside your heart （如果你仔細審視你的心）

And you don't have to be afraid

Of what you are （就不必對真的你感到害怕）

There's an answer （有這麼一個答案）

If you reach into your soul （如果你深入探索你的靈魂）

And the sorrow that you know （所有的悲傷）

Will melt away （ 就會融化殆盡）

# 第三部曲「寅始出發」

這個階段準備甦醒出發。

生活中，一般我們在出門前都會穿上外衣，保護自己免於外面的艷陽、灰塵、寒冷的侵襲。人體在此準備出發時刻，當然也需要罩上保護的外衣，肺就是這件美麗的外衣，中醫稱為「肺為華蓋」！

## 肺為華蓋──是人體最強而有力的保護傘

不同於現代醫學認為肺只是個呼吸器官，中醫尊稱肺為「五臟六腑之華蓋」。「華蓋」有兩種說法，一種說法是古代帝王出巡時用來遮陽的御用傘，另一種說法是古代帝王所乘坐車輛的車蓋。無論是哪一種說法，只要君王用品一定非常華麗，而且具有從上而下的保護特性，所以稱之為華蓋可謂名符其實。

心為君主之官，肺為相傅之官。肺位於胸中的人體最高處，主衛氣，宛如華蓋一樣保護心臟這位君王和其他臟腑，加上肺為「五臟六腑之長」，推動全身氣血水的生成與代謝，讓肺既有保護力又有推動力，連心臟都得讓它三分，與它配合，可見肺在人體的高貴地位，當然具有十二經之首的冠軍相。

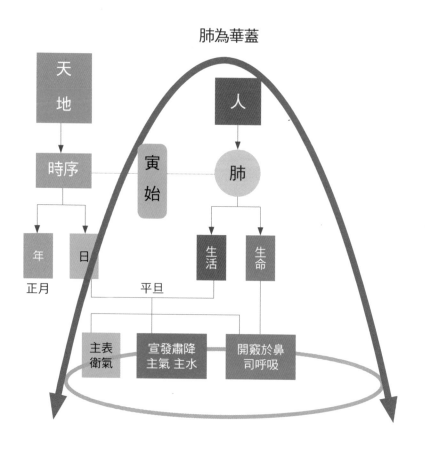

肺為華蓋

天地 → 時序 → 年（正月）／日（平旦）

人 → 肺 → 生活／生命

寅始

主表衛氣　宣發肅降 主氣 主水　開竅於鼻 司呼吸

肺部不僅主持生命活動的呼吸功能，也在每日生活中執行保衛體表（主表衛氣）和調節一身氣血水（宣發肅降），像一把保護傘護衛著五臟六腑，故有「肺為華蓋」的美譽。每天肺最活躍的時間是寅時，又稱為平旦，在平旦甦醒時啟動衛氣，人體氣血從靜態變為動態，也開始了一天的陰陽變化，為一日之始。從人身的小宇宙擴展至天地間時序的變化，一年之中的陰陽消長，正月也為陽氣升發、萬物準備生長之際，此一年之始，亦稱為「寅始」。所以寅月的概念，也呼應了肺經成為第一條經絡的時間特性。

# 肺主衛氣──是人體第一道防線

衛氣和營氣一樣都來自宗氣，衛氣一如其名具有保衛功能。《內經》說：「衛氣者，所以溫分肉，充皮膚，肥腠理，司開闔者也。」營氣具有營養功能，所以行於脈內。衛氣要護衛身體，所以行於脈外，包括皮膚、腠理、肌肉這些身體表層的組織，讓體表堅實，維持體溫，防禦外邪侵襲，並能調節毛孔的開闔功能，適時排汗。衛氣就像是衛兵一樣，堅守在城牆，保衛國家。

肺主一身之氣也主一身之表，衛氣分佈於體表，是人體的第一道防線，當然就歸肺管理。衛氣在某個層面來說，跟現代常說的免疫力類似，能為機體抵抗各種外來微生物侵襲，維護體內環境的穩定性。

# 肺經與足太陽經共同保衛人體

足太陽經是人體最長的經絡，真的是「從頭到腳走透透」，也擁有最多的穴位數，共 67 穴。這樣講大家可能沒感覺，肺經有 11 穴，大腸經 20 穴，能力也很強的胃經 45 穴，大家現在就能了解足太陽經的厲害了吧！

足太陽經又稱為「巨陽」，表示陽氣巨大，《內經》說：「巨

陽者，諸陽之屬也，其脈連於風府，故為諸陽主氣也。」足太陽經連結所有的陽經，而武俠小說中人人都在狂練「打通任督二脈」，其中的督脈具有總督一身陽氣的強大力量，太陽經透過連結督脈的風府穴而與督脈相連，這種類似以婚姻聯結兩個家族而建立的裙帶關係，讓太陽經與督脈在管理陽氣上「親上加親」，足太陽經就有充足的能力掌理所有的陽經和全身的陽氣，成為陽經對外的代表及發言人。

全身的陽氣，特別是護衛在身體外面的陽氣，中醫稱為「表陽」或「衛陽」是很重要的防護機制。

《內經》說：「陽氣者，若天與日，失其所，則折壽而不彰，故天運當以日光明。是故陽因而上，衛外者也。」「陽者，衛外而為固也。」太陽是萬物長養所必須，《內經》將人體的陽氣比喻為天上的太陽，對於人體的重要性可見一斑。

自然界氣候異常，如同現代的全球暖化一樣，在全世界形成各種災難，人體的陽氣如果失常也一樣會危及生命。所以人體正常運作的陽氣應該如天上的太陽一樣，有著向上及向外保衛人體的作用。人體的足太陽經就像自然界的太陽一樣，統領所有的陽經和衛陽之氣，所以中醫說足太陽主一身之表。

肺也主一身之表，所以肺經與足太陽經共同管理衛氣來保護人體。（兩經有通經關係，以後會介紹）人在平旦時甦醒這件事，

其實是以肺經為主導，啟動手足六陽經而形成的機制。

　　人是宇宙的縮影，中醫努力要藉自然界的比擬說法來解釋看不見的臟腑與經脈功能，以上就是一例，期望讀者都能體會中醫闡釋人與「天地相應，天人合一」思想的苦心，而不要輕易認為中醫理論不科學、不現代。

## 人體正常的睡眠規律是由衛氣主導

　　依據中醫理論，人體正常的睡眠規律是由衛氣主導。

　　保衛人體的衛氣白天走在陽分，是人體活動的時刻；晚上走在陰分，是人體休息的時刻。當衛氣在晚上逐漸進入陰分時，人體陽分的衛氣就會逐漸減少，陽氣不足就會閉上眼睛，進入睡眠狀態。到了白天，衛氣會從陰分逐漸走出來，進入陽分，人體陽分的衛氣逐漸增加，陽氣充足就會睜開眼睛而甦醒。所以衛氣在晚上進入陰分，白天離開陰分進入陽分，就是睡眠與甦醒的差別。

　　若以夫妻共組的家庭來比喻衛氣的活動，衛氣就像承擔養家任務的先生，陽分是外在的工作職場；陰分是兩人共組的家庭，太太在家中，溫柔教養孩子。衛氣先生白天在外上班，剛強幹練；傍晚下班回到家中，卸下上班時的高張壓力，表現出為人夫為人父的體貼，與家人溫馨團聚，然後一起放鬆安眠，補充體力。待

明日天亮醒過來後，又要展開精實的工作生涯。（這個比喻只是為了方便說明，並無歧視女性之意喔。）

衛氣離開陰分，進入陽分的時刻就是「平旦」（寅時：凌晨三到五點）。《內經》說：「衛氣行於陰二十五度，行於陽二十五度，分為晝夜。故氣至陽而起，至陰而止。……平旦陰盡，而陽受氣。」平旦之時，衛氣在陰分的休息已經足夠，即將走出陰分，進入陽分，展開一天的活動。俗語說「一日之計在於晨」，就是指平旦這個一天開始的時刻。


現代研究，影響睡眠最重要的因素是體內的生理時鐘，它控制人體一天二十四小時的晝夜節律。人體的衛氣也有生理規律，它每一天運行全身共五十圈，中醫稱「五十度」，晝夜各半。在夜間行於陰分二十五度，在白天行於陽分二十五度。衛氣在白天繞行二十五度之後進入陰分準備休息，然後進入睡眠。在繞行陰分二十五度之後，衛氣離開陰分，開始白天活動。這就是中醫的生理時鐘概念。

寫到這裡，想起臨床一件趣事。一位從歐洲回到台灣近一個月的年輕病人，時差一直調不回來，日夜顛倒，頗為困擾，希望中醫可以幫忙調時差。該怎麼調呢？若以 GPS 連接手錶時間的概念來調整，讓歐洲的生理時鐘歸零，再啟動，就會連結到台灣的

生理時鐘了。說得很順，但中醫怎麼做呢？從肺經著手呀！肺經是一天的開始經絡，只要在肺經上取穴做重新設定的動作，就會回到當地時間，有趣吧！

睡眠除了與衛氣有關之外，《內經》也連結到眼睛：「陽氣盡，陰氣盛則目瞑，陰氣盡而陽氣盛，則寤矣。」意思是衛氣入於陰，陰氣盛就會閉眼入睡，衛氣出於陰，陽氣盛就會睜眼甦醒。

對於一般人來說，衛氣是看不到的東西，還是以眼睛是否閉上來判斷是否睡著比較實在。有趣的是，現代醫學對於睡眠的看法也與眼睛有關。

睡眠主要分成兩種，第一種睡眠稱為「快速動眼期睡眠」（Rapid Eye Movement sleep，簡稱 REM sleep）。眼睛連結到腦部，眼睛活動時表示大腦在活躍運作。快速動眼期是大腦在做修復工作，此時是腦的發展與記憶的整合，所以又稱為「腦的睡眠」，睡眠比較深沉且多夢。第二種睡眠稱為「非快速動眼期睡眠」（Non-Rapid Eye Movement sleep，簡稱 NREM sleep）。非快速動眼期分為四期，一、二期在消除疲勞，三、四期（後來第四期已併入第三期）稱為熟睡期，是在修復身體基因。

可見睡眠對於人體真的很重要，可以消除疲勞、修復腦部和身體基因，是生命的大事，這也正是中醫肝膽好兄弟的工作內容。中西醫對此英雄所見略同！

## 在寅時與丑時交接時甦醒，是最健康的理想狀態

　　1950-1960 年代出生的人，在學生時代大都是邊聽收音機邊讀書，記得警察廣播電台凌晨小姐主持晚上十一點到隔天凌晨一點「平安夜」節目，會在十二點播放美國歌手 Cat Stevens 以清亮嗓音唱出「Morning has broken」（破曉時分）這首歌：

　　Morning has broken like the first morning

　　Blackbird has spoken like the first bird

　　Praise for the singing ; Praise for the morning

　　Praise for them springing fresh from the world

　　Broken 的說法很有趣，中文翻成「破曉時分」也很傳神，符合實際狀況。

　　古人以十二個時辰來訂定時間並給予符合情境的名詞，如子時是 23 點—01 點，稱為「夜半」；丑時是 01 點—03 點，稱為「雞鳴」；寅時是 03 點—05 點，稱為「平旦」；卯時是 05 點—07 點，稱為「日出」。

## 十二經脈對應十二時辰

中醫認為十二經脈各有經氣最旺的時間，剛好對應十二時辰，肺經最活躍的時辰是寅時，又稱為平旦、黎明或五更，是太陽露出地平線之前，天空才剛灰濛濛亮起的時刻，代表新的一天即將開始。中醫非常重視「平旦」，為什麼呢？

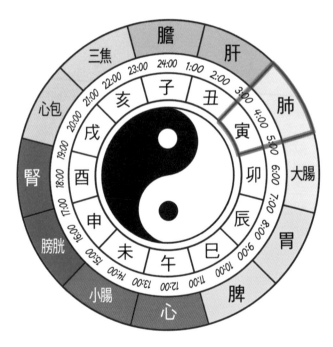

十二經絡各有不同最旺的時間，肺經對應在寅時。

平旦是肺經主事的時間，經過純淨與蓄勢的靜態內部作業之後，即將轉為啟動一天活動的動態外在行動，就是甦醒。在寅時與卯時交接時刻甦醒，是中醫認為最健康的理想狀態，因為可以順著生理時鐘，依序啟動十二經脈，維持身體氣血正常循環與代謝。例如在肺經的寅時之末起床，之後大腸經早上 5-7 點，排便以清空肚子，胃經 7-9 點可以好好吃早餐。

　　但對於忙碌晚睡的現代人來說，要在凌晨五點左右起床，真的很要命！尤其許多年輕人可能才剛睡下不久。所以，沒有順著經脈時間作息，對身體會有影響嗎？也許會！例如上午八點起床，錯過大腸經，排便可能沒那麼順暢，久坐馬桶，腿都麻了，肚子仍未排空，不僅影響早餐食慾，也影響用餐的時間。一步慢，後面的流程就會一直趕！趕！趕！

　　寅時正是人體氣血從靜態轉變為動態的時刻，有運動習慣的人，通常會在這個時間起床，出門活動肢體，打開肺臟，呼吸新鮮空氣。這也讓我們想起，肺司呼吸，記錄生命演化的歷程，肺為五臟六腑之長，主一身之氣，氣行則血行、水行，啟動生命機能，因此在周而復始的每一天活動都從肺經開始。

## 平旦甦醒，啟動衛氣

中醫認為人與天地的陰陽相應，一天之中，天地間的陰陽之氣會有所消長，白天陽氣盛屬陽，夜間陰氣盛屬陰，「平旦陰盡，而陽受氣」，平旦也是人體陰氣已盡，陽氣即將要啟動的時候，尤其是保衛身體的衛氣。

《內經》說：「太陰主內，太陽主外。」平旦時走在經脈內的營氣就由手太陰肺經開始流動，走在脈外的衛氣就由足太陽膀胱經開始啟動。

衛氣的流動方式很特別。《內經》原文寫得有點長，但非常精彩，「陽氣出於目，目張則氣上行於頭，循項下足太陽，循背下至小指之端。其散者，別於目銳眥，下手太陽……其散者，別於目銳眥，下足少陽，注小指次指之間，以上循手少陽之分側……別者以上至耳前，合於頷脈，注足陽明以下行……其散者，從耳下下手陽明……。其至於足也，入足心，出內踝，下行陰分，復合於目，故為一周。」

《內經》原文提示一件很重要的事，當我們在平旦張開眼睛的同時，就開啟了人體衛氣的保護機制。

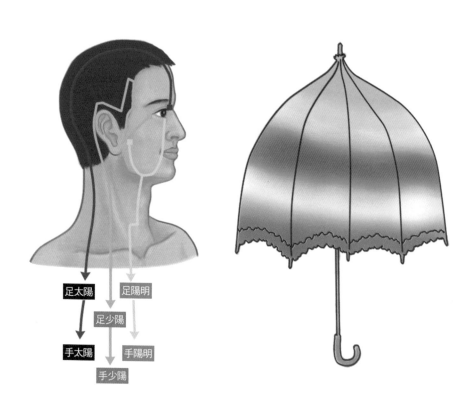

在平旦之時張開眼睛，也啟動
了衛氣從面部同時循著足三陽
經連接手三陽經，呈傘狀式向
下快速散佈，以保護人體。

衛氣的工作方式跟通行在經脈裡面的營氣截然不同。營氣負責運送精微物質，所以可以一條經一條經地慢慢送貨到家。而衛氣通行在經脈外面，主要是保護人體，所以必須「全面啟動」形成一個百分百涵蓋的保護網，才不會讓敵人趁虛而入。因此，《內經》告訴我們，一旦張開眼睛，人體開始要活動，衛氣就從面部同時循著足三條陽經連接手三陽經，向下快速散佈，此時就像打開一把「保護傘」，從頭向下圍護住身體，形成防護網。

以這個概念來說，張開眼睛就能打開保護傘，人體很厲害吧！

## 平旦之時，適合診斷疾病及養生

人適合在平旦時甦醒，開始一天的活動。《內經》也提到最好的診斷疾病時間就是「平旦」，因為這時候的人體「陰氣未動，陽氣未散，飲食未進，經脈未盛，絡脈調勻，氣血未亂，故乃可診有過之脈。」

前面說過「平旦陰盡，而陽受氣」，這裡又說「診法常以平旦，陰氣未動，陽氣未散」，個人淺見，《內經》關於平旦的陰陽狀況，可以分為兩階段：第一階段是「陰氣未動，陽氣未散」，衛氣還留在陰分，人尚未甦醒，屬於寅時的前段；第二階段是「平旦陰盡，而陽受氣」，衛氣已經開始出陰分，行於陽分，人逐漸甦醒，屬於寅時後段，接近卯時之際。

然而，現代人要在清晨三至五點的寅時早起去看病，應該很難！多數醫師也不可能那麼早開診。即使以農業為主的縣市如花蓮及台東，有些醫師會配合農民朋友開設「晨間門診」，但也沒早到寅時看診。而且人只要一活動，身體的代謝就會增加，陰陽之氣就會產生大幅的波動和消長。如果真的要維持「陰氣未動，陽氣未散」的狀態，可能要像古時候的醫師一樣，到病家出診，病人則在家臥床等候。

雖然身處在繁忙的現代生活，《內經》提及的這個理想狀態難以實行，但我個人還是很欣賞這段論述，或許我們還是能加以運用。例如在起床前，讓平時忙碌紛亂的身心得以沉靜片刻，保持「陰氣未動，陽氣未散，經脈未盛，絡脈調勻，氣血未亂」的狀態，一定會感覺清明舒爽，這是多美好的事！

感謝中醫告訴我們，平旦是人體蓄勢待發的狀態，此時適合先靜坐或靜躺調息，平衡陰陽，之後再慢慢起身活動，這可作為平日的養生指引喔！

年輕朋友若是無法早起也別擔心！等年紀大一點，自然就會早睡早起早出門了，屆時在公園一定會遇到許多同齡層可以一起運動的好朋友！雖然我是中醫師，懂得理論也是很難早起，知易行難啊！不過也可能表示我還年輕吧！哈！記憶中，有兩段時光真真實實感受到寅時的特色。

第一段時光是剛上高一的時候，班導師 Diamond 老師是英文老師，上課認真，要求很高，每天都有新進度，天天要晨考。因為學校離家頗遠，須轉換幾班巴士，回到家都累癱了，只好早睡早起，凌晨三點多起來補做功課及唸英文，就這樣邊讀書，邊看著窗外的天色逐漸轉亮，趕緊收拾書包，搭第一班車到學校！幸好半年後就進入狀況，無需再如此早起。

　　第二段時光是 2010 年在台北開經絡帶狀課程。平日看診很忙，只能利用假日備課。但想說的內容很多，能用的時間很少，所以常常通宵趕做 ppt。有時太專心，還會被雞鳴嚇到，轉頭看窗外，赫然發現天已經漸漸亮了，手上的資料卻還沒完成！自己歷經這段日子，深深體會熬夜工作非常不可取，我到現在還承擔著當年損傷身體的後果，所以奉勸大家該睡覺的時候還是趕緊去睡吧！


　　人們常說新的一天，讓一切歸零，重新開始。肺經旺於寅時，正是一天的開始，我們也可以把每天的開始稱為「寅始」，讓一切歸「寅」，重新開始吧！別像歌手童安格先生一樣重複詢問身邊的他 / 她：「明天你是否依然愛我 ？ Will You Still Love Me Tomorrow ？」明天「歸寅」，當一切重新來過，誰還能保證不會改變呢？

# 「寅始」概念可從日推廣到年

天地之間陰陽氣的消長，不僅出現在一日之內，也出現在一年之中。寅始的概念來自一日的陰陽變化，「寅」可用於時辰，也可用於月份。

有人說，天開於子，地開於丑，人開於寅。以一年來看，十二月份中的「子月」是農曆十一月，天開於子，天氣開始有變化；「丑月」是農曆十二月，地開於丑，地氣開始有變化；「寅月」是農曆一月，人開於寅，也是農曆春節的日子，此時才是屬於人的時刻。

一年又有二十四節氣，十五天一個節氣，一個月含括兩個節氣。立春和雨水通常在寅月，此時春暖花開，萬物蓬勃生長。「寅月」的概念再度呼應肺經成為第一條經絡「開始」的時間特性。

## 中醫重視陰陽

中醫重視陰陽，認為「陰陽者，天地之道也，萬物之綱紀，變化之父母，生殺之本始，神明之府也。」將宇宙間所有事物的變化都納入陰陽兩個特質。各位也許會懷疑，陰陽真的能概括這麼多事物嗎？現代的電腦使用二進位，只有 0 與 1，卻能創造出這麼多的功能與變化，完全符合老子《道德經》所說的「萬物之始，

大道至簡，衍化至繁。」

對於天地的變化，《內經》說「積陽為天，積陰為地」所以「清陽為天，濁陰為地；地氣上為雲，天氣下為雨；雨出地氣，雲出天氣。」其中的「積」呈現量變再質變的過程。陰陽的變化不是突然全面翻轉，而是隨著時間的進程，互有消長，消長是量變，量變到了極致，才會質變。天為陽，地為陰，天與地之間的陰陽隨時都在變化，持續的變化是宇宙生息不變的道理，變化才有生機！

天地間，一年之內，陰陽的消長，才有春夏秋冬四季、十二個月、二十四節氣。一日之內，陰陽的消長，才有晝夜，陽盛為晝，陰盛為夜。

近代名醫彭子益先生撰寫《圓運動的古中醫學》，書中以《易經》河圖中的氣升降圓運動之理來破解中醫的奧秘。他認為中醫學是人身一小宇宙之學，所以要學中醫，須先認識二十四節氣，地面上所受太陽射到的熱，降、沉、升、浮的圓運動。

降者，夏時太陽射到地面的熱，降入土中。立秋為降之起點。

沉者，降入土中的熱，沉入土下之水中。立冬為沉之起點。

升者，沉入水中的熱，升出土上。立春為升之起點。

浮者，升出土上的熱，又與夏時太陽射到地面的熱，同浮於地面

# 24 節氣圓運動圖

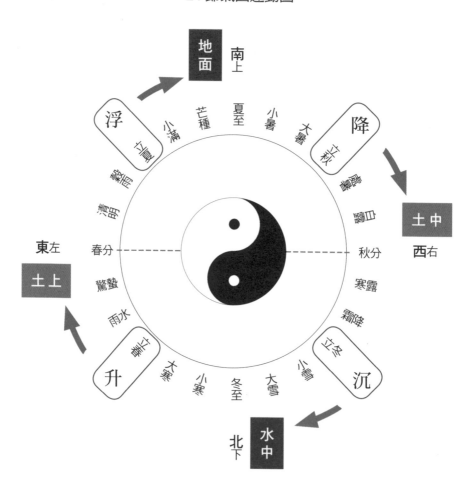

天地間存在著 24 節氣的變
化，以及陰陽消長、升降沉
浮的氣機變化。

之上。立夏為浮之起點。

降極則升，升極則降，呈現了量變而極則質變的過程。彭子益借用宇宙間熱能的降、沉、升、浮的圓運動，來闡釋中醫對於人體陰陽氣血活動的變化。這些變化，其實都牽涉到時間！

# 二、肺經是時間的記錄者

## 重溫肺經三部曲

**第一部曲──純淨重生**：肺為嬌臟，經脈的氣血歷經一天的循環，最後由肝經流注至肺，給予肺帶來人體清淨重生的本錢。

**第二部曲──儲備蓄勢**：肺為五臟六腑之長，肺司呼吸，記錄了生命演化的歷程。

**第三部曲──寅始出發**：肺為華蓋，在平旦甦醒時啟動了衛氣，讓我們安然開始每一天。

您有沒有發現，肺經三部曲都與時間有關？肺經不僅是具有功能性的經脈，而且更是具有時間性的經脈。

十二經脈的循環，人體陰陽氣血的變化，也都與天地的陰陽消長一致，而陰陽的消長都與時間有關。生命之始與生命之終都

## 肺與天地人和演化關係圖

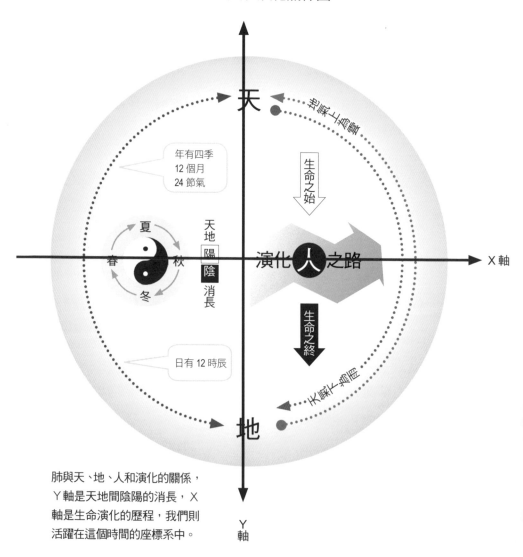

肺與天、地、人和演化的關係，Y軸是天地間陰陽的消長，X軸是生命演化的歷程，我們則活躍在這個時間的座標系中。

在呼吸，時間就在一呼一吸之中流過，所以肺經就是時間的記錄者，不僅記錄時間的過往，還記錄時間的節律。根據前面的關係圖，把時間概念畫成座標，天地之間陰陽的上下消長是時間的 Y軸，生命由單細胞演化至高等生物的歷程是時間的 X 軸。而現在的我們就活躍在這個時間座標系之中，生命是多麼的珍貴啊！

肺經也因此成為開啓人體經絡奧祕的第一道金鑰！

還記得 2017 年 7 月 31 日早上，坐在上班的車上，腦中卻還一直在思考肺經，當所有的線索都朝向同一個結論「肺經就是時間的記錄者」時，真的不敢置信，怎麼會有這個說法？完全超乎預期！接著，許多與時間的念頭持續浮現腦海，最後一句是：Time is everything（時間就是一切）。

## 經絡系統是一份尋寶圖

前面介紹肺臟這個寶藏，接下來輪到肺經的四大系統出場了。

經絡圖是把經絡路線畫在人體結構圖上，一般書籍及網路上的經絡圖大致若此。前面說過，循行簡圖是我以前在開立經絡系列課程時為了方便解說和記憶所畫，簡稱「捷運圖」，這次全部重新修訂。在本系列書中，每條經絡都會有這兩種圖供讀者參考。

# 肺經四大系統經絡圖

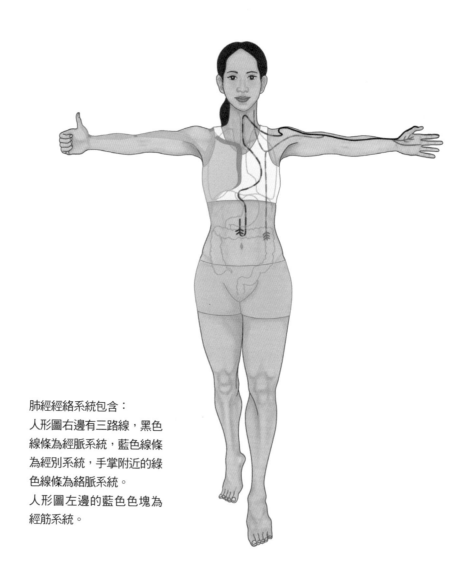

肺經經絡系統包含：
人形圖右邊有三路線，黑色
線條為經脈系統，藍色線條
為經別系統，手掌附近的綠
色線條為絡脈系統。
人形圖左邊的藍色色塊為
經筋系統。

# 肺經四大系統循行簡圖（捷運圖）

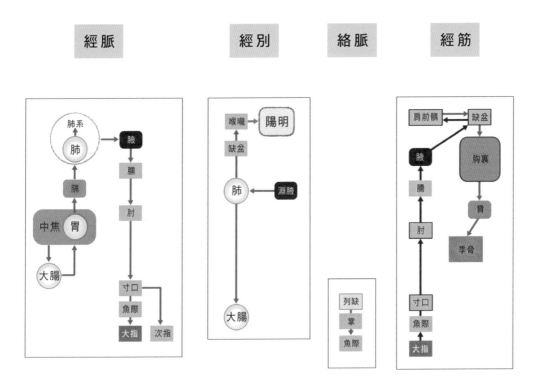

- 肺經經脈為主幹，從胸腹部走到手指。起於腹部，連結大腸與胃，上行到胸部的肺，再向外從腋部經手臂陰面前線到手大指。
- 肺經經別進入體腔，加強肺與大腸的聯繫。
- 肺經絡脈為腕關節到手掌的路線，加強肺與大腸經的聯繫。
- 肺經經筋從手走到胸部與脅肋，以保護肺臟。

## 肺經就是每一天的勇氣來源

肺經從胸口到手大拇指，當我們將雙臂外展，敞開胸懷，豎起拇指讚賞別人時，就是肺經循行的路線。

### 開闊胸襟，是迎向新生的勇氣與魄力

身為首發經絡的肺，有著其他臟腑經絡所沒有的胸襟氣度。肺藏魄，具有魄力與決心，讓我們敞開胸（肺）懷，充滿勇氣的出發，推陳出新，主動迎向每一天「寅始」新生活的力量。

豎起拇指，以「肺腑之言」稱讚別人，接納世界，呈現生命中寬闊與接納的態度。因此，肺經這條路線可以稱為「肺腑之言，開懷讚美專線」。

您的肺經準備好了吧！深吸一口氣，瀟灑且勇敢的出發囉！

# 肺經
# 四大系統

# 一、肺手太陰之脈（經脈）

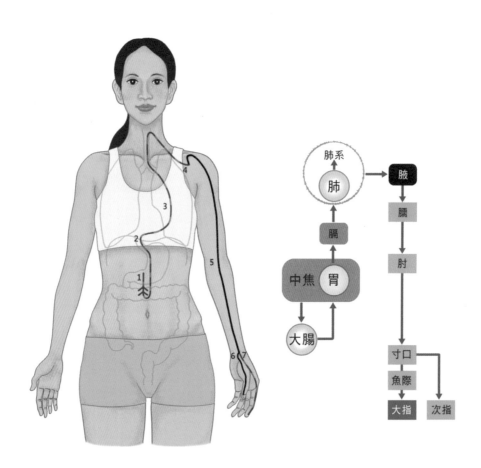

肺經經脈循行圖　　　　　　肺經經脈捷運圖

# 1. 手太陰肺經——循行特色

　　肺經經脈的循行路線可以分為路線 1 至 3 的胸腹部和路線 4 至 7 的上肢部兩部分。

| 肺經經脈<br>《內經》原文 | 說　明 |
|---|---|
| 1. 起於中焦，下絡大腸 | 1. 起始於中焦胃脘部（近心窩處），向下聯絡與本經相表裡的大腸腑 |
| 2. 還循胃口，上膈 | 2. 再從中焦向上循著胃上口，向上穿過橫膈膜 |
| 3. 屬肺，從肺系 | 3. 在胸部，到達本經所屬的肺臟。再從肺系統（包括肺臟、氣管等） |
| 4. 橫出腋下，下循臑內，行少陰、心主之前 | 4. 橫向走到腋前的肌肉，沿著手臂上臂的內側，而且走在手少陰心經與手厥陰心包絡經的前面 |
| 5. 下肘中，循臂內上骨下廉 | 5. 向下繼續走到手肘內側，再沿著前臂的內側，橈骨的下緣 |
| 6. 入寸口，上魚，循魚際，出大指之端 | 6. 進入於橈骨小頭內側、動脈搏動處的寸口部位，繼續走至手大指下面本節後手掌肌肉隆起處的魚際部位，再沿魚部的邊緣到達手大拇指的指端 |
| 7. 其支者，從腕後，直出次指內廉，出其端 | 7. 有一條支脈，從手腕後面分出來，沿著食指拇側直行至食指的橈側前端，與手陽明大腸經相銜接。 |

表格說明：

1. 編號代表經脈流動的方向和順序。
2. 粉色區塊代表循行在體腔內，白色區塊代表循行在四肢部位。

以下經脈循行規律表，主要希望呈現每一條經脈的循行部位、連結的臟腑、經脈的名稱和起止點等特性。黑色方塊代表屬於本經的特性。

在連結的臟腑部分，除了表裡關係之外，「其他」代表透過經脈與其他臟腑的連結關係，例如本經只連結胃，心肝腎則經由它們所屬的經脈來與肺連結。

| 手太陰肺經經脈循行規律表 | | |
|---|---|---|
| 手經 | 循行的方向 | ■ 手陰經：從胸腹 → 手<br>□ 手陽經：從手經胸腹 → 頭面 |
| 太陰經 | 分布的位置 | ■ 太陰經：上肢陰面的前線<br>□ 厥陰經：上肢陰面的中線<br>□ 少陰經：上肢陰面的後線 |
| 肺經 | 連結的臟腑 | ■ 表裡：肺及大腸<br>■ 其他：胃、心、肝、腎 |
| 起止點 | 經脈起止點 | ■ 中焦 → 大拇指 |

## 肺大胃覺醒專線

　　肺經經脈在胸腹部路線我們稱為「肺大胃覺醒專線」，體現出生命「開始」的特色。肺經作為首發經絡，但起點不在肺，而是起於中焦，連結相表裡的大腸，穩固好表裡關係之後，再從中焦循著胃的上口抵達本條經脈所屬的肺臟，再連結到肺系，就是肺與喉嚨相聯繫的部位。這條路線有兩項功能，一是與肺有關的呼吸功能，二是與中焦腸胃有關的食物消化吸收和運送功能。

　　依據所經過的臟腑跟肺臟的特色所形成的「肺大胃覺醒專線」，與人體蓄勢待發、準備甦醒有關。

　　**「肺大胃覺醒專線」可以分為三部分工作：**

　　1. 肺臟本身的工作，接受來自肝經運送來已經淨化的營氣。

　　2. 中焦胃把從食物吸收的精微物質轉化為營氣和衛氣。營氣傳送給肺，轉變為新鮮血液。衛氣則由肺經與膀胱經管理。兩個不同來源的營氣匯集到肺，質與量都得到提升之後，肺以五臟六腑之長的身份，將氣血輸送全身，五臟六腑皆以受氣。一切就緒，人體就準備要甦醒了。

　　3. 大腸將胃送來的食物糟粕中，有用的水份再吸收，中醫稱蒸津液，沒用的水分就輸送到膀胱排出體外，中醫稱濟泌別汁。

這就是「肺大胃覺醒專線」的重要任務，也是人體很重要的新陳代謝。

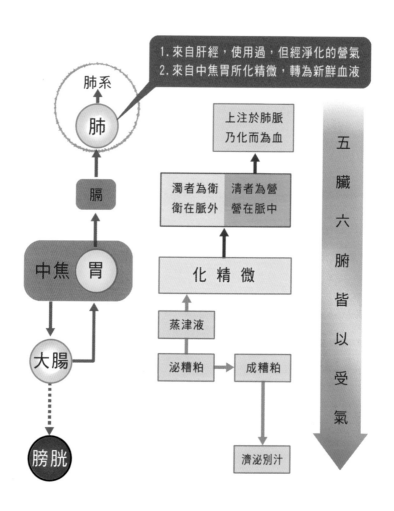

## ✪ 解密：經絡團隊分工有序

我們也可以從經絡團隊的概念來帶大家從另一個角度來認識經絡路線！

在總論中也介紹過，肺為相傅之官，為五臟六腑之長及華蓋，也是最嬌嫩的臟腑，五色屬於白色，所以肺很像三國時代的諸葛孔明先生，坐在白色的車上，戴著葛巾，手持白色的羽毛扇，規劃戰略，指揮戰局，但他可不會親自下去作戰。

肺也是如此。心為君主之官，肺為相傅之官，若以夫妻關係來看，心是家族中的大老爺，肺是養尊處優的少奶奶，負責每天為大老爺丈夫規劃菜單，料理廚房，準備美食佳餚的工作。

從「經絡團隊」的關係來看，肺經為第一組經絡團隊「備餐團隊」的班長，當黎明到來時，它不是自己出手做事，而是先從中焦這個人體廚房開始，透過內線電話喚醒相表裡的大腸，再連結胃一起暖身。大腸與胃這兩條手足陽明經不僅勤快無比（陽明為兩陽合明，是陽氣最旺、活動力強的組別），還是面部主要的經絡，分布到與促進食慾「色香味俱全」的五官：與視覺有關的眼睛，與嗅覺有關的鼻子，與味覺有關的口唇，還有咀嚼食物的牙齒等，讓它們準備這一天的進食任務。

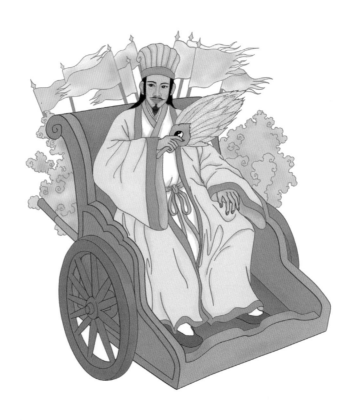

　　寫到這裡，想到以前媽媽常念我「手不動三寶」，我還反問
她說：「什麼是三寶？」媽媽沒想到懶人還敢回嘴，一時竟說不
全三寶是什麼。感謝網路大神，列出了好幾種說法，我覺得煎匙、
掃把及繡花針最符合媽媽的說法。煎匙代表煮飯作菜，掃把代表
打掃清潔，繡花針指縫紉修補的女紅，幾乎含括了女性的家務事。
想當然耳，三寶這些家務事，肺一定如諸葛先生一般，召喚勤快

的胃腸和其他臟腑一同來承擔工作！

可是，這條經絡是肺經耶！事情都是胃腸在做，那肺能做什麼呢？

好問題！

屬於白色的肺為嬌臟，又主皮毛，是五臟六腑之中最重視外在形象，當胃腸在廚房忙著準備開伙之際，肺這位少奶奶就在閨房裡（胸腔）好整以暇的梳洗，將自己打扮得美麗清爽。想想我們早上起床時，常是一臉睡相，頻打呵欠，口中有著異味，喉嚨還卡著一口痰……，完全不符合肺清爽的形象，所以我們會先進到浴室，上廁所，吐出痰，擤鼻涕，洗把臉，刷刷牙，梳妝上粉……，把自己整理得乾淨整齊有精神，才會走出房門開始一天的活動。肺也是如此，喜歡乾淨、重視外表的肺，是不允許自己蓬頭垢面出來見客的。打扮妥當的肺深吸一口氣，抬頭挺胸，以清晰的嗓音、優雅的手指，指揮大夥為大老爺開始備膳的工作。

肺經旺於寅時，也就是平旦的黎明時分啟動「肺大胃覺醒專線」，是我們每一天全新的開始，不僅符合經脈循行，也符合肺臟的特色（請參閱肺經總論）。肺為嬌臟，不喜歡乾燥，所以起床時喝一杯溫水，不僅可以潤肺，還可以溫柔的喚醒胃腸，為下一階段的工作預作準備。

對於肺經的循行路線，我有兩個想法：

　　第一，有關本經「起於中焦，下絡大腸，還循胃口」。還循胃口這條路線是從大腸向上到胃口，或是從中焦另外發出一條路線到胃口？主要考慮點在於大腸是否有連到胃。兩種路線都說得通，但臨床意義不同。幾乎所有的經絡圖都畫大腸向上到胃口，我心裡雖然存疑，但因目前還沒有明確的證據，就先跟著現有版本繪圖囉。

　　第二，肺系包含哪些組織器官？十二條經絡系統中，唯有肺經有肺系，心經有心系。心、肺是關乎生命的重要器官，無庸置疑，心系當然與心血管系統有關，肺系也該與呼吸系統有關。

　　現代醫學將呼吸道分為兩部分：上呼吸道：鼻、咽和喉；下呼吸道：氣管及各級支氣管，肺。

　　中醫對於肺系所包含內容，主要有兩種說法。比較狹義的說法是包括肺、喉頭、氣管等；廣義的說法是包括所有的呼吸道。兩種說法差異在於是否包含鼻部。中醫界有「陰經不上頭面」的規律，若依照

此規律，肺經系統沒有直接到鼻部，而是透過經別合入手陽明大腸經而抵達鼻部。但我認為肺系應該包含鼻部。理由有二：

一方面，肺主呼吸，開竅於鼻，臨床上鼻病多從肺治療取效，臨床上針灸肺經可以通鼻竅，改善打噴嚏、鼻塞、流鼻水、鼻咽部卡痰等情況。

其次，有些經絡雖也經過鼻部，但都在鼻外，沒有到鼻內，如大腸經脈挾鼻孔，胃經經脈起於鼻之交頞中……下循鼻外，胃經經筋下結於鼻，小腸經脈別頰上䪼抵鼻，膀胱經筋下顏結於鼻等。若依據肺透過大腸經到鼻部的說法，也只到鼻孔，根本沒到鼻內。

呼吸是生命何等大事呀！肺既然開竅於鼻，沒有道理不直接連到這個官竅，加以管理。雖說「陰經不上頭面」是通則，但就如肝經也是陰經，開竅於目，也連目系，同屬陰經的肺，開竅於鼻，沒道理不連肺系。肺經理論上也可透過內部路線抵達鼻部。所以，個人認為肺系應包括鼻腔和鼻旁竇等。

## 肺腑之言，開懷讚美專線

　　肺經經脈在上肢部路線，稱之為「肺腑之言，開懷讚美專線」。

　　肺經從肺系出來之後，經過腋下，沿著手臂陰面的前側，經過手肘，順著手臂靠近外側的路線，進入寸口處。「寸口」就是中醫師把脈的位置，在腕關節上方有明顯的動脈跳動處。接下來進入手掌內側，在大拇指根部肌肉豐厚隆起的地方稱為「大魚際」，最後直接抵達大拇指末梢。這條路線其實很簡單，就是手臂伸直，掌心朝上，從肩膀到大拇指的連線。

　　另外一條支脈從腕關節轉到手背，沿著拇指與食指之間俗稱「虎口」的位置，走到食指末梢銜接手陽明大腸經。

　　肺經這條從腋下到大拇指的連線，依據所經部位跟動態特色，體現出生命中寬闊與接納的態度，所以才稱為「肺腑之言，開懷讚美專線」。（請參閱肺經總論）

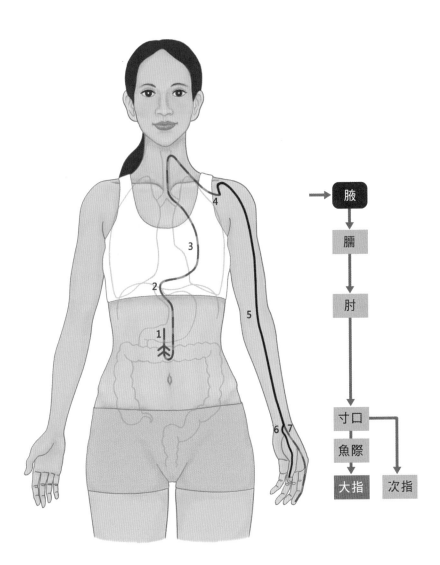

腋 →

臑

肘

寸口

魚際

大指    次指

肺經經脈連結肺與肩膀、手臂，因此我們可以透過觀察與活動上肢來了解心肺功能。這裡會提到『心』是因為心經有循行到肺，肺幫助心臟輸送血液，心肺一起位於胸部，它們的關係密不可分，有福同享，有難也同當。

## ✪ 解密：從手指判斷心與肺臟功能

肺為五臟六腑之長，古人認為拇指是五根指頭的本源，故稱「拇指」。拇指也是手最重要的指頭，俗稱「大拇哥」，肺與大拇指有著一樣的「大哥」地位。有些病人因為大拇哥痛前來就診，無論是扳機指或是陳年的手指挫傷等，我們都會詢問最近是否有咳嗽、胸悶的現象，病人常會驚訝地連忙點頭。再請病人將五指自然輕鬆的張開，若拇指與食指之間，虎口的角度小於 75 度，而且拇指摸起來僵硬，表示其心肺功能有問題。

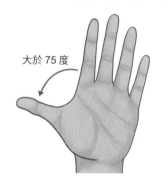
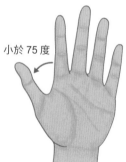

大於 75 度

小於 75 度

左圖虎口角度正常，右圖虎口角度小於 75 度，就要注意心肺功能。

反過來說，心肺方面有問題的人，即使大拇指沒有外傷，也會莫名其妙出現僵硬，甚至麻木疼痛的情況。

現代研究發現，四肢末端增生、肥厚，呈現杵狀般膨大稱為「杵狀指」，容易罹患心肺疾病。日本長谷川嘉哉醫師推廣有意識地活動大拇指，據說能讓大腦血流提高1.5倍，可以提升記憶力，預防失智，安定血壓。這也可視為肺助心行血的另一種功用。

 **中醫師不傳之祕**

大拇指和小指頭下方都有隆起的肌肉，因為長得像魚腹，所以稱為「魚際」。大拇指下方的比較豐厚，稱為「大魚際」屬於肺經，小指下方的稱為「小魚際」屬於心經。大魚際不僅反映肺功能，由於肺經連大腸，循胃口，心經又從心系連到上肺，還能觀察腸胃和心臟功能。

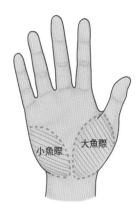

《內經》早就透露大魚際的望診秘密了：「胃中寒，手魚之絡多青矣；胃中有熱，魚際絡赤。其暴黑者，留久痺也。其有赤、有黑、有青者，寒熱氣也。其青短者，少氣也。」

**從顏色上來看：**

●顏色過紅代表有熱，若紅中帶暗，表示氣血瘀滯，要特別小心心臟。喜歡大魚大肉的壯年男性，大魚際除了紅暗，也會比較腫緊。

●顏色偏青代表有寒，《內經》說「魚上白肉有青血脈者，胃中有寒。」與脾胃功能有密切關係，常見於喜歡吃冰喝冷飲的人。脾胃偏寒的人，吃一點寒性食物就會拉肚子，吸收功能較差。許多年輕女性，體內過寒，大魚際就會浮現青筋。

●顏色偏白代表氣血虛，常見於貧血或久病衰弱之人。


**從型態上來看：**

●肌肉過度豐厚，常有肺氣阻塞、胸廓腫脹、呼吸不順暢的情況。

●肌肉凹陷無力，甚則還會出現條狀凹紋，肌肉拿捏起來都很乾癟無力，常見於氣血大虛的人，脾胃虛弱，心肺功能也很差，容易疲倦，稍微一活動就胸悶而喘個不停。


## ✲ 解密：從肩膀判斷心肺功能

這個方法比手指容易診斷。首先，以眼睛觀察一個人兩邊肩

膀，因為很難找到完全對等的肩膀，所以主要是看看哪一側明顯偏高、偏腫？接下來，兩側手臂向外擴胸，看看哪一側肩膀活動比較僵硬？只要某側肩膀偏高、偏腫，外展僵硬，都是心肺功能異常的前兆。如果讀者想了解先兆或對這類檢查有興趣，請參考之前出版的《中醫護好心》，書中會有詳盡說明。

雖然可以透過觀察上肢來了解自己的心肺功能，但也不是每個人都對自己身體有感覺。常見病人對自己的心肺功能「渾然無感」的情況，更遑論手臂了。這類病人因為某些疾病就診，當醫師診斷病因在於心肺功能不佳，再檢查手臂手指，就可以發現諸多問題的徵兆，通常當事人都是毫無查覺！就像我們在臨床上也常見「習慣成自然」的故事。中醫師從望聞問切四診收集資料後，發現病人心肺功能不佳，而有胸悶的現象，但病人常說自覺呼吸還算順暢。直至治療到某一個段落，心肺功能改善，呼吸也改善之後，病人兩相比較才發現，之前以為正常的呼吸狀態其實就是「胸悶」，而且過去自己習慣了這樣的呼吸情況，也以為每個人的呼吸都是如此。

所以我常感慨，很多人會花時間花錢去保養愛車，也會隨時更換時尚的新手機，對於網路或臉書的動態更是分秒不遺漏，但

卻鮮少花心思在自己的身體上。難怪社會新聞常出現「猝死」的消息，多數民眾對於自己的身體都過於忽略了！疾病不是不能預防，如果平日能多加關注，一定可以減少這類悲劇。

## 2. 手太陰肺經——經絡關係

肺經本身的循行很簡單，讓人不禁懷疑，憑著這麼短短的路線，肺臟有可能達成重要任務嗎？各位聽過「真人不露相」吧！人體也是如此。五臟承擔著維持生命的關鍵性任務，當然不宜輕易將底牌掀出來。

前面提過「陰經不上頭面」，所以一般情況是由相表裡的陽經代為「拋頭露面」去完成，例如肺開竅於鼻，一般認為肺經沒有到鼻部，大腸經就代肺出征循行到鼻孔。此外，手三陰經屬於手經，循行路線較短，所通過的部位比較少，無法面面俱到，但是偏偏它們都屬於非常關鍵的心與肺（心包屬於心的外膜，不獨論），所以聰明的身體會私底下與其他臟腑經絡連結成立「秘密社團」，輔助心肺完成任務。這個秘密社團成員包括肺心肝腎四臟、大腸及胃二腑。

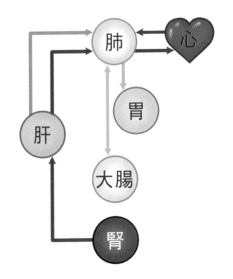

肺臟的經絡關係
（秘密社團）圖

箭頭方向：代表經脈運行的方向
箭頭顏色：代表臟腑所屬的顏色

## 肺主動連結大腸及胃

肺連結大腸及胃，共同完成消化吸收代謝的任務，腸胃系統吸收而來的水穀精華與肺吸收的氧氣結合成宗氣，化生為營衛之氣，由肺散佈到全身，因此，腸胃協助肺，主一身之表和推動氣血的工作。

## 心經連結肺

心為君主之官，肺為相傳之官。肺居萬人之上，一人之下，

身為心的部屬,聽從心的命令,也協助心完成任務。心主血主脈,肺轉化食物精華為血液,主氣助心行血,主治節,朝百脈,推動全身機能。

## 肝經最後注入肺

雖然在臟腑的五行關係上,肺屬金,肝屬木,金可以剋木。但是在經脈流注關係上,肝經與肺經是非常友好的。肝經將歷經一日操勞後的身體,把損傷的組織修復,把混濁的氣血淨化,然後再轉交給肺。肝膽好兄弟很像俗稱很會修理器械的「黑手」,專長修復組織與淨化氣血,身為嬌臟的肺很像白領高階主管,接收來自肝已經整理得乾淨漂亮的組織與氣血,在黎明時分優雅地推送到全身,讓我們每一天都有著清新的開始。

## 腎經連結肝與肺

在臟腑的五行關係上,肺屬金,腎屬水,金可以生水,看似肺主導了腎的功能,實際上肺依賴腎甚深,如果沒有了腎,肺也不可能獨活,因為肺的呼吸與調節水液代謝的功能都需要腎共同完成,兩者之間存在「金水相生」,互相滋養、互相依賴的關係。

雖然肺與腎關係密切，可是腎經並未直接連結肺，而是透過肝再到肺，為什麼要這麼麻煩？這就要回到肝與肺的關係來。肝專長修復組織與淨化氣血，來自於腎經的氣血必須經過肝臟的專業處理之後，才能輸送至挑剔的肺。在面對「人體保護機制」這個生存大計時，腎即使跟肺再熟，也只得乖乖配合啦！肺與腎之間存在太多相似之處或對應關係，感情因此特別深濃。例如：

● 五臟六腑之中，惟有肺與腎是成對的器官，其餘都是單個。

● 肺居於人體最高位，腎居於人體最低位。

● 以五色來看，肺宛如天空明亮的白色，腎宛如地下不見天日的黑色，兩者是「黑白郎君」。

● 生命之始來自肺的吸氣，生命之末終於腎的呼氣。

● 肺主一身之表，腎很想幫忙，但礙於自身循行及功能限制，特別委派相表裡、主一身之表的膀胱經協助，共同完成此項任務。


看到這裡，大家有沒有發現，五臟之中，四臟都加入這個秘密社團，唯獨不見脾。在後續的腎經經絡系統中會見到四臟都納入，而脾依舊未參加。為什麼？難道脾比肺更不沾鍋、更龜毛嗎？

當然不是啦！這可誤會了最善良無私的脾！脾宛如大地母親，無條件的接納萬物，脾的五行屬土，也有這項特質，且以更積極

的方式來呈現。脾主健運升清，為我們抵抗地心引力，維持氣血得以在體內上下流動，讓各個臟器可以固定在原有的位置，發揮所長。

脾臟就像付出而無所求的母親，默默照護身體這個孩子，時時刻刻不曾止息，人體所有的功能都隱含著脾主健運升清的努力。我們常說從一個人的言行舉止可以看出他的家庭教養，我們也可從臟腑功能表現中看出脾臟的努力。沉默勤奮的母親自然無需向外張揚自己的功勞，脾臟對於身體的呵護，讓我想起杜甫的詩〈春夜喜雨〉：「好雨知時節，當春乃發生。隨風潛入夜，潤物細無聲。」

潤物細無聲，正是脾臟內斂特質的寫照。

脾這位沉默的母親，因為在體內隨處都在，也就不必特別與其他臟腑結盟。然而，肺與脾之間仍存有特殊的合作關係，肺臟在上，撐起人體的華蓋，提供保護力量；脾臟在下，托起所有的內臟器官，提供穩定力量。一上一下、一內一外，合作無間。

# 3. 手太陰肺經──病候

病候一般分為「是動病」與「所生病」兩類。從古至今，定義眾說紛紜，頗為複雜，本書不是中醫專業書，所以就不討論，而將兩類疾病一起併入說明。

五臟經脈的「所生病」都是主該臟的疾病，如肺經「主肺之所生病」，心經「主心之所生病」，餘此類推。六腑經脈及心包的「所生病」規律，在大腸經中再介紹。

　　十二經脈的病候都有一些共同規律：

●所屬的臟腑功能異常。

●經脈循行所過部位氣血運行失常，出現「不通則痛」的情況。

　　肺經病候整理如下表：

| 肺經經脈病候《內經》原文 | 說　明 |
|---|---|
| 是動則病：<br>肺脹滿，膨膨而喘欬，缺盆中痛，甚則交兩手而瞀 | 本經經脈異常就會出現：肺部脹滿，氣喘，咳嗽，缺盆疼痛，嚴重者，會以兩手交叉按住胸前，胸部感覺很煩悶（瞀音冒。意：煩亂） |
| 此為臂厥 | 手臂氣血阻滯而有冰冷、麻木及疼痛等不適 |
| 主肺所生病者：<br>欬，上氣，喘喝，煩心，胸滿 | 主治肺臟所發生的疾病：<br>咳嗽氣逆，喘促，心煩，胸部滿悶 |
| 臑臂內前廉痛厥，掌中熱 | 上臂及前臂內側前緣部位疼痛、冰冷，手掌心發熱（臑音鬧，指肩部以下肘部以上） |
| 氣盛有餘，則肩背痛，風寒，汗出中風，小便數而欠 | 本經經氣有餘時，有肩背疼痛，容易受風寒侵襲，自汗出易感冒，小便次數頻繁而量少等症 |
| 氣虛，則肩背痛，寒，少氣不足以息，溺色變 | 本經經氣不足時，則有肩背疼痛，身體畏寒，氣短，呼吸淺而急促，小便顏色改變等症狀 |

# 肺經經脈循行與主要病候對照圖

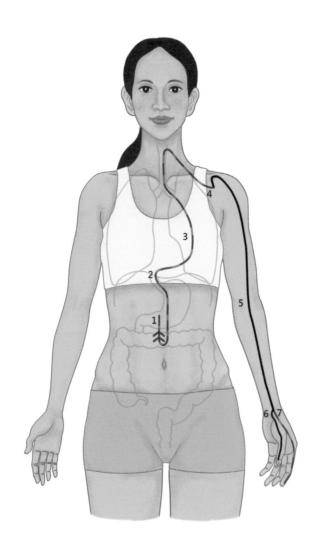

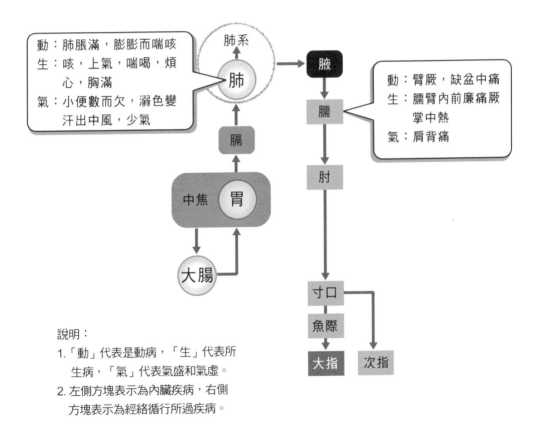

動：肺脹滿，膨膨而喘咳
生：咳，上氣，喘喝，煩
　　心，胸滿
氣：小便數而欠，溺色變
　　汗出中風，少氣

肺系

肺

膈

中焦　　胃

大腸

腋

臑

動：臂厥，缺盆中痛
生：臑臂內前廉痛厥
　　掌中熱
氣：肩背痛

肘

寸口

魚際

大指　　次指

說明：

1.「動」代表是動病，「生」代表所
　　生病，「氣」代表氣盛和氣虛。

2. 左側方塊表示為內臟疾病，右側
　　方塊表示為經絡循行所過疾病。

## 肺經經脈病候可分為四類症狀：

### 1. 肺臟功能失調：

　　主要與肺所生之病有關。肺主氣，主宣發肅降，主皮毛，主一身之表，掌管呼吸。肺功能失常就會出現肺脹滿、胸滿、上氣、咳喘等症狀。

 **中醫師不傳之祕**

　　肺經連結大腸與胃，為中醫「脾為生痰之源，肺為貯痰之器」的理論，擴大治療咳嗽的思路。

　　肺經經脈起自於中焦的消化系統並連結大腸，除了前面所說的內容之外，還提示一些中醫界常用的診治思考：

　　●肺主表，肺經連結大腸跟胃，一旦罹患肺病很容易影響腸胃而出現腸胃型感冒，如咳嗽，腹痛，腹瀉等。
　　●中醫有「脾為生痰之源，肺為貯痰之器」的理論。人體內的痰，多數都來自於脾胃消化水穀功能失常而生成的，部分痰會順著經脈來到肺內停留，愛乾淨又龜毛的肺，既喜清肅又為嬌臟，豈容得下痰這個異物？當然就會不斷透過咳嗽想要將痰給咳出來。

中醫治療講求治本，提出「脾為生痰之源，肺為貯痰之器」，提醒我們痰所引起的咳嗽，脾胃才是根源，肺只是受害者，治療首先從調整脾胃功能著手，如果喜歡油膩食物，生痰的機會更高，當然也須改變飲食習慣。

●肺主呼吸，開竅於鼻，中醫師臨床上治療過敏性鼻炎，除了針對鼻子的治療之外，也會加強改善脾胃功能。脾胃功能好了，吸收足夠的營養，就可提供給肺足夠的氣，進而改善鼻子的通氣功能。所以治療鼻病及提高免疫功能要從脾胃著手。

## 2. 其他臟腑功能失調：

肺經雖然只連結胃及大腸，但仍有其他經絡，如心經及腎經等，將肺臟與心臟及腎臟連結起來。透過這樣的連結，肺與心腎的功能就會互相影響，加上肺通調水道下輸膀胱，所以會出現煩心、小便異常等症狀。

## 3. 所過部位氣血運行失常：

如缺盆中痛，臂厥，臑臂內前廉痛厥，掌中熱等。

## 4. 氣盛和氣虛：

病候有再分氣盛和氣虛兩型，只出現在肺經、大腸經和胃經。

氣盛與氣虛的症狀是互相對照版：

| 氣的虛實 | 症狀 | | | |
|---|---|---|---|---|
| 氣盛 | 肩背痛 | 風寒 | 汗出中風 | 小便數而欠 |
| 氣虛 | 肩背痛 | 寒 | 少氣不足以息 | 溺色變 |

氣盛「風寒，汗出中風」偏向表證，因肺主表，主皮毛，外在的風寒暑濕燥火外邪入侵身體所引起的，例如感冒等。

氣虛「寒，少氣不足以息」偏向裡證，因肺主氣，由於氣不足所造成的結果。


至於四組症狀中，肩背痛兩型都有。但肺經經脈並沒有到肩背部，為何會出現肩背痛？這點我們會在經筋系統中再做說明。

小便異常也是兩型都有，至於氣盛「小便數而欠」和氣虛「溺色變」詳情為何，還需要配合參酌其他的症候才能確定。重點是小便異常的症狀點出了肺通調水道、下輸膀胱的關係。

缺盆中痛和肩背痛,隱含肺的重大疾病。

中醫所說的「缺盆」,就是現代解剖的鎖骨上窩。

人體兩側鎖骨上方有鎖骨上窩淋巴結,分為左、右兩側。鎖骨上窩淋巴病變,常由鎖骨下內臟器官之原發癌症所轉移造成。根據統計,發生在左側淋巴結轉移的癌症,最常見為肺癌,其次是胃癌,再次是睪丸癌及卵巢癌,發生右側淋巴結轉移的癌症,依次為肺癌、食道癌、胃癌及胰臟癌等。

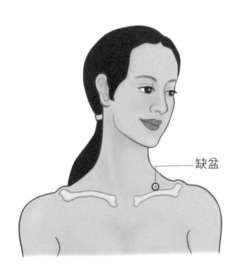

缺盆

兩側淋巴結轉移都可能與肺癌有關，尤其在右鎖骨上和頸部觸及腫塊，缺盆中痛，若再加上右側肩關節及肩背肌肉明顯疼痛且難以改善時，要趕緊做肺部檢查。

　　肺經經脈循行雖然沒有明寫到缺盆，但是「肺系」本身已經包含到的喉嚨處，就會經過缺盆，所以病候中出現缺盆中痛。經別也有「上出缺盆，循喉嚨」，經筋循行「結肩前，上結缺盆」可見缺盆是肺經系統必經之處。肺經經筋還從缺盆「下結胸裡，散貫賁，合賁下，抵季脅」（賁是胃上口之賁門；季脅為軟肋，相當於側胸第十一、第十二肋的軟骨部位。）包覆整個胸廓，並連結肩關節和缺盆，因此，當肺癌出現轉移時，除了出現缺盆痛和肩背痛外，還有胸廓的症狀，如咳喘、吐血等，經筋病候就有「其成息賁者，脅急，吐血」（息賁又名「肺積」，為肺部腫塊），所以肺癌轉移症狀與肺經經脈系統循行部位與病候有許多相似處。膽經也出現「缺盆中腫痛，腋下腫，馬刀俠瘻」病候，更明顯點出淋巴結病變的特色。

# 二、手太陰之正（經別）

## 經別特色

　　由於肺經經別是第一條經別，大家對於經絡概念還很陌生，所以再加以介紹。我們在總論中介紹過，經別是從經脈中分支而來，主要加強相表裡臟腑之間的連結，其循行路徑，都是由四肢深入內臟，而後出於頭頸部，無論是陰經或陽經，它們的經別最後都合入互為表裡經中的陽經，如：肺經與大腸經為表裡經，肺經最後與大腸經會合，兩者經別合而為一。

| 肺經經別《內經》原文 | 說明 |
| --- | --- |
| 6. 復合陽明 | 而與手陽明大腸經的經脈相會合 |
| 5. 循喉嚨 | 並沿著喉嚨行走 |
| 4. 上出缺盆 | 此後它就折返上行，出於缺盆 |
| 3. 散之大腸 | 進而再向下散行至大腸腑 |
| 2. 入走肺 | 由此再進入體內並行走到本經所屬的臟腑——肺臟 |
| 1. 別入淵腋少陰之前 | 從本經分出之後，走到淵腋穴處手少陰心經的前方 |

1. 編號代表經脈流動的方向和順序。2. 粉色區塊代表循行體腔內，白色區塊代表循行四肢部位。

經別循行特色，在於加強重點部位的聯繫，路線較短，更為直接，類似直達車。

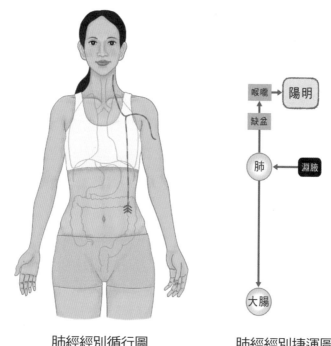

肺經經別循行圖　　　　　　肺經經別捷運圖

## 經別以肺為中心，分為上行和下行兩部分

下行路線：加強肺與大腸相表裡臟腑的關係。

上行路線：從肺以上經過缺盆到喉嚨。這個部位可以視為「肺系」，與呼吸有關，強化肺與喉嚨的呼吸功能。

**中醫師不傳之祕**

肺與大腸相表裡，從大腸治療有助於改善肺病。

「肺病從大腸治」這是中醫基於肺與大腸相表裡關係而發展出來的特殊治療思路，案例很多，試舉幾類分享如下：

• 發燒：帶過孩子的家長最恐怖的記憶，應該是孩子感冒發燒持續不退。肺主表，是感冒時第一道被衝擊的防線，如果服用退燒藥無效，孩子大便也不通時，使用甘油球通大便，讓熱從大便而出，有時可以發揮退燒作用。

• 喘咳：肺主呼吸，肺熱會導致呼吸失常而喘咳，臨床上中醫師會一併詢問大便情況，若兼有便秘，就會使用清肺熱兼瀉大腸熱的方法治療，例如「宣白承氣湯」就是這樣的治療思路。

• 皮膚病：肺主皮毛，現代人由於飲食習慣較油膩辛辣，不喝水，少吃蔬果，長期熬夜，大便數日一次也不以為意。大便不通，體內持續累積的熱毒無處可去，影響到肺，就會從皮膚爆發！所以中醫在治療皮膚病時也會特別關注排便問題，臨床常用的防風通聖散也就是從肺與大腸同治。另有一類皮膚病病人，長期有鼻子過敏的症狀，容易鼻塞，不容易出汗，皮膚毛孔粗糙，這類皮膚病人，中醫師就會從肺直接著手治療。

# 三、手太陰之別（絡脈）

## 絡脈特色

　　跟經別一樣的情況，肺經絡脈也是第一條絡脈，所以再加以說明。絡脈是為了保護及加強相表裡經脈在四肢部位的連結，特別再延伸出一條比較安全的道路。

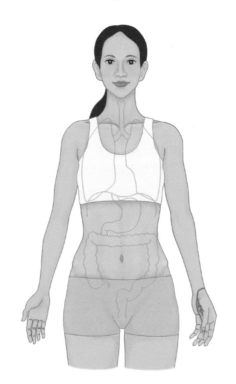

肺經絡脈循行圖

每條絡脈的起始點都有一個穴位稱為「絡穴」，還有一些相關的病症。

絡脈的症狀會依據病情分為實與虛兩類，這對於臨床醫師可是莫大的恩賜呢！只要遵循這些症狀，馬上就能掌握病情的虛實，加上它的症狀精簡，且聚焦於特定的病症。另外，每個絡穴都與表裡經絡相通，當然可以治療該經絡的病症，即使病候中未列出，也可推想而知。因此每條絡脈與絡穴都非常適合做為疾病診斷治療和自我養生保健的入門款。

肺經絡脈循行很短，卻很有特色。

| | 肺經絡脈《內經》原文 | 說 明 |
|---|---|---|
| 循行 | 1. 名曰列缺，起於腕上分間 | 手太陰肺經別出的絡脈，名叫列缺 起於腕關節上方的分肉之間 |
| | 2. 並太陰之經 | 與手太陰肺經經脈並行 |
| | 3. 直入掌中 | 直入手掌中 |
| | 4. 散入於魚際 | 散佈於魚際部位 |
| 病候 | 實，則手銳掌熱 | 實證，則手腕和手掌部會發熱 |
| | 虛，則欠 ，小便遺數 | 虛證，會有張口呵欠，小便失禁或頻繁等症狀 |

## ✳ 解密：循行路線的隱晦處正是強大之處。

　　本絡脈只循行在手腕及手掌部位：「起於腕上分間，並太陰之經，直入掌中，散入於魚際。」

　　絡脈負責連接表裡經，十二絡脈中的十一條絡脈會用「別走」、「注」或「合」的詞彙點出連接到表裡的經絡或臟腑，唯獨本經沒有提到如何連到大腸經。依據絡脈連接部位在腕關節以上部位的通則，列缺穴可能發出一條橫向經脈別走至大腸經，再回到肺經，從手腕直接進到手掌，散絡於大魚際。

　　肺經絡脈特別強調大拇指和大魚際部位，可見是肺經很重要的部位，也提供拇指與魚際作為判斷心肺功能的經絡基礎。從養生的角度來說，常常活動拇指及按摩魚際也有助於維持心肺功能。

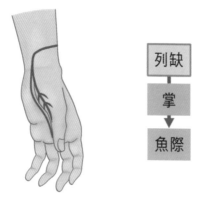

肺經絡脈循行圖　　　　肺經絡脈捷運圖

　　　　　　　　　　　　列缺
　　　　　　　　　　　　↓
　　　　　　　　　　　　掌
　　　　　　　　　　　　↓
　　　　　　　　　　　　魚際

## ✲ 解密：非常震撼效果的「列缺」穴名。

「列缺」是很特別的字眼，中醫很少用如此激烈的穴名。古代稱「天際電照」（即天空閃電）和天上的裂縫（天門）為列缺，表示列缺具有裂開、縫隙的意思。

中醫為何會要用列缺做為穴位名？說法很多，選取部分說法簡要說明於下：

● 說法一，本穴別通手陽明大腸經，肺經脈氣由此別裂而去。

● 說法二，本穴位於兩條肌腱之間，很像裂縫。

● 說法三，本穴的針感很強，且善治頭頸痛，針感會如閃電般直衝上頭部。

● 說法四，本穴的主治能力很強，具有如閃電雷雨般蕩滌萬物的能力。

無論何種說法，都可以看出「列缺」穴具有特殊的能力。

個人淺見，在前文肺經總論介紹過，肺在五臟之中位置最高，屬於天，為五臟六腑之長，也是華蓋，讓生命從純淨中重生。人與天地相應，天空出現閃電之後，常有雷雨，蕩滌萬物，雨過天晴，一切重生，與肺的潔淨特質是一致的，也因此列缺穴可以作為肺經的代表穴。

## ⊛ 解密：列缺穴配備有強大無比的治療能力。

### 1.「列缺穴」是奇經八脈交會穴，以及四總穴之一

　　十幾年前，當我還是個懵懵懂懂的年輕醫師，很幸運地經由周左宇老師的啟蒙，決定深入研究經絡。因緣際會之下，竟然不從十二經脈，反而從奇經八脈著手研究。奇經八脈跟十二經絡在功能上有許多交互作用，經過金元時代醫家們的努力之下，發現十二經脈有八個穴位能與奇經八脈相通，透過這八個穴位就可以調節奇經八脈，中醫稱此八穴為「八脈交會穴」。乍聽起來，這八個穴位一定非常厲害。沒錯！這八穴除了能治療本身所屬經脈之外，也可以治療相交會的奇經八脈。由於奇經八脈本身的循行頗長，能力也很強，單個交會穴恐怕力有未逮。感謝古代醫家幫我們設想好了，「團結力量大」，將八穴上下配合成為四組，各有特殊的主治範疇。以下是八脈交會的穴歌：

> 公孫 衝脈胃心胸，內關 陰維下總同；
> 臨泣 膽經連帶脈，陽維 目銳外關逢；
> 後溪 督脈內眥頸，申脈 陽蹻絡亦通；
> 列缺 任脈行肺系，陰蹻 照海膈喉嚨。

●說明：下方有橫線是交會穴，彎曲線是奇經八脈，其餘文字多數是主治病症。

列缺穴是其中一員大將，通過手太陰肺經脈循行於喉嚨處，與任脈相通。喜歡武俠小說的朋友，對於打通任督二脈一定非常嚮往。任督二脈簡單來說，就是走在人體胸腹中線的兩條經脈，任脈走在前面，屬陰，統領全身的陰經；督脈走在後面，屬陽，統領全身的陽經。所以打通任督二脈，等於打通全身所有經脈，以二條經脈打通十二條經脈，四兩撥千斤之法，當然比個別打通每一條經脈有效率多了。

任脈除了統領全身所有陰經之外，也有自己的特殊能力。

《內經》記載：「衝脈、任脈皆起於胞中。」廣義地說，胞就是骨盆腔中的臟器，為男子藏精液和女子孕育生子之處，自然是與泌尿生殖系統有關。「任脈為病，男子內結七疝，女子帶下瘕聚。」任脈的病候當然也與泌尿生殖系統失常有關。另一方面，古人認為任即妊也，妊即妊娠之意，所以任脈與衝脈合作，共同負責女性一生中的經、帶、胎、產，四件大事。

列缺穴通任脈，可以治療泌尿生殖系統疾病，加上屬於肺經，又與腎經的照海穴配搭，善於治療橫膈與喉嚨的疾病。

中醫還有一首大家朗朗上口、針灸初學者必學的「四總穴」：

肚腹<u>三里</u>留，腰背<u>委中</u>求，頭項尋<u>列缺</u>，面口<u>合谷</u>收。

● 說明：下方有橫線是穴位，其餘文字是主治病症。

其中，「頭項尋列缺」指導我們臨床用列缺穴治療頭頸部痠痛、落枕等，確實有效，但其原理卻是四穴之中最難懂的，我常用來詢問年輕醫師。要解開這個難題，會牽涉到通經理論，已經超出本書範疇。有興趣的人可參閱拙作《古典經絡針灸大家：周左宇醫道精要》（橡實出版）「古典針灸的通經概念」篇章。

四總穴是歷代醫家的心血，能將臨床經驗濃縮在四句四穴之中，簡單而有奇效，令人不得不讚佩古人的深厚功力。

中醫傳統認可的穴位有 361 個，列缺穴佔 1/361，到了八脈交會穴佔 1/8，經過激烈篩選，佔四總穴的 1/4，其重要性可見一斑！

## 2.「列缺穴」具有強大的調節肺氣功能

一般人的認知，打呵欠是腦部缺氧，或精神上的無聊，或者為了促進身體覺醒的反應。從中醫的角度來說，肺主呼吸，也主一身之氣。若肺氣虛，無力推動血液，就會出現肢體困倦、昏沉嗜睡、呵欠連連的情況。

《內經》曾列出十二種特殊疾病，稱為「十二邪」，呵欠也在其中喔！《內經》認為病因來自於「奇邪之走空竅者」，所以「邪之所在，皆為不足，故上氣不足，腦為之不滿，耳為之苦鳴，頭為之苦傾，目為之眩，中氣不足，溲便為之變，腸為之苦鳴。」

簡單說，就是特別的邪氣趁著身體虛而入侵體內所產生的病症。

　　還記得在肺經總論篇章介紹過中醫對於睡覺的概念吧！有關打呵欠，《內經》認為就是該睡覺時不去睡覺，還在硬撐引起的。《內經》說「陰氣積於下，陽氣未盡，陽引而上，陰引而下，陰陽相引，故數欠」，因為衛氣還沒完全入於陰，陰想把衛氣拉進來，但你又想違背身體想睡的訊息再繼續硬撐，企圖將陽氣引上來，形成陰陽相引，上下拉鋸戰，結果就會出現打呵欠的情況。

　　但若有人平日也常精神不濟，呵欠連連，就不是正常的狀況，甚至也會引起工作上的困擾，這時以列缺穴來治療就很好。

## 3.「列缺穴」可以治療各種小便異常症狀

　　在經脈病候中提到無論氣盛或氣虛都會出現小便異常現象。在絡脈篇章中，特別指出「列缺穴」可以治療各種小便異常症狀。

　　在肺經總論中，介紹肺能通調水道，下輸膀胱，跟人體的水液代謝有密切關係。既然肺是水之上源，一旦肺功能異常，當然就會導致膀胱排尿失常，而出現小便失禁或頻尿的狀況。還有經脈篇中，頻尿而量少難出的「小便數而欠」和小便顏色異常的「溺色變」，都可歸納為列缺穴主治的小便異常系列。

## 4. 總結前面的討論，列缺有四個身份

1. 身為肺經的穴位，除治療原有絡脈病症之外，還能治肺經經脈的所有病症。肺主表，肺經每個穴位幾乎都能解表，但列缺穴因為還兼具其他經脈的特殊能力，解表能力明顯高於一籌，因此列缺穴才得以成為肺經的代表穴。

2. 身為肺經的絡穴，聯絡大腸經，也可治療大腸經病，如面部神經麻痺的口眼歪斜、𪘑齒、牙痛等。（據臨床經驗，治療牙痛，太淵穴的效果更佳。）

3. 身為八脈交會穴，可以治療任脈相關的泌尿生殖疾病、橫膈與咽喉病。

4. 身為四總穴，擅長治療各種頭頸痛。


列缺為閃電之意，也許是古人對於此特殊穴位的感受，所以才借用此超級霹靂的名字。能力高強的列缺穴，被八脈交會穴與四總穴同時青睞，擴大肺經的格局，承擔更多的治證，這是其他穴位所望塵莫及的。

列缺穴這個位於手腕附近並不起眼的穴位，竟然可以包山包海的治病。成就它這些能力的後援就是經絡！讀者們應該可以開始感受到經絡魅力了吧！

列缺穴

【位置】在橈骨莖突上方，肱橈肌與拇長展肌腱之間，腕關節橫紋向上 1.5 寸。

【取穴】兩手虎口交叉，用一手食指壓在另一手的橈骨莖突上，當食指尖端盡處陷中是穴。有些針灸書會特別指出列缺穴在腕關節的背面，但我都秉承周左宇老師的教導，在肺經循行路線上直接取穴，也就是在腕關節的內面，臨床療效也很好。

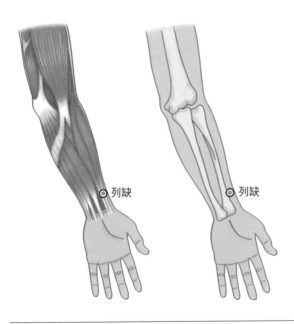

○列缺　　　　○列缺

# 四、手太陰之筋（經筋）

## 經筋特色

● 經筋是由經脈之氣
濡養的筋肉骨節體系，可
以約束骨骼、屈伸關節、
保護經脈及維持人體正常
運動功能的作用。

● 經筋的重大任務是
包覆在經脈外層，保護容
易損傷的部位，如四肢，
還有本條經脈重要的部
位，並擴大部位以黏貼固
定。

● 經筋行於體表，不入
臟腑。循行都是從四肢末
端，結聚在關節、骨骼部，
再走向軀幹頭面部位。

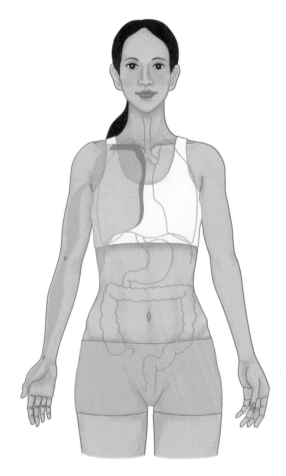

肺經經筋循行圖

| | 肺經經筋《內經》原文 | 說　明 |
|---|---|---|
| 循行 | 7. 散貫賁，合賁下，抵季脅 | 分散貫穿賁（膈肌），然後聚合在膈下，最後抵達肋下軟骨部位 |
| | 6. 下結胸裡 | 另一條支脈向下結在胸骨及肋間肌 |
| | 5. 上結缺盆 | 一條支脈向上結在缺盆 |
| | 4. 結肩前髃 | 結聚在肩關節的前方（肩頭），分出兩條支脈 |
| | 3. 結肘中，上臑內廉，入腋下，出缺盆 | 結聚在肘關節，向上到手臂的陰面，進入腋下，再從缺盆出來 |
| | 2. 結於魚後，行寸口外側，上循臂 | 結聚在手掌的大魚際之後（腕關節），經過寸口部位的外側，順著前臂向上行 |
| | 1. 起於大指之上，循指上行 | 起始於大姆指的末端，沿拇指向上行 |
| 病候 | 當所過者，支轉筋痛<br>甚成息賁，脅急吐血 | 在循行所經部位，出現上肢抽筋疼痛嚴重者會發展為息賁之證，而有胸脅緊繃、吐血 |

經筋使用一些特定文字來說明它的特質。例如，經筋在關節的部位，因為肌腱比較堅韌，摸起來似乎有結塊，也是最容易形成腫脹筋結的部位，因此用「結」字。遇胸腹壁或入胸腹腔則用「散」或「佈」字形容。中醫也知道身體筋肉有深淺層次，使用「入」、「出」等字生動說明經筋在不同層次肌群的活動。為了閱讀方便，表格中經筋循行部位的順序，是依據人體部位的高低排列。所以四肢末梢的起點會在表格最下面一列，止點通常都在最上面一列。

接下來，正式進入肺經經筋系統。肺經經筋分佈與肺經經脈類似，也可分為兩個部分介紹：

### 1. 上肢部：

循行從拇指到肩前關節部位與經脈相符，本經筋完全包覆經脈「肺腑之言，開懷讚美專線」。

從拇指上行到肩關節，這段經筋是手臂使用頻率非常高的部位，也是很容易外傷或勞損的部位。困擾現代人的肩膀痛，有一類就是肩膀前面的肱二頭肌肌腱炎，尤其是長頭腱，這個部位正是本經筋肩前髃的位置。

依據臨床觀察發現，使用過度引起的肩膀痛，肩前髃附近都

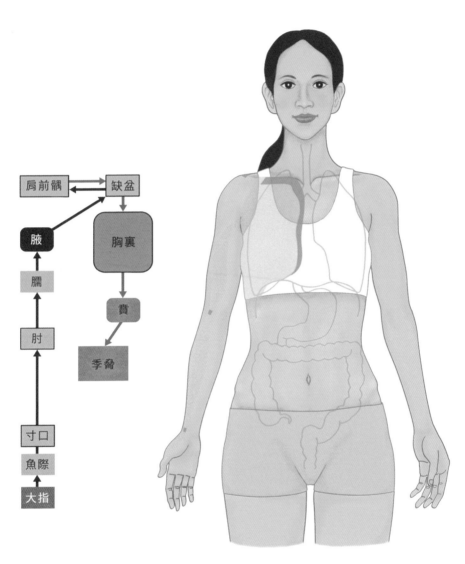

肩前髃 ⇄ 缺盆

腋

臑

肘

寸口

魚際

大指

胸裏

賁

季脅

肺經經筋捷運圖　　　　　　肺經經筋循行圖

## 肺經與肩痛相關位置圖

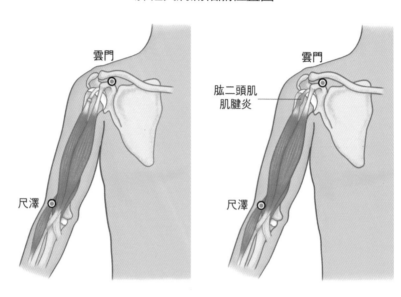

肺經與雲門穴及尺澤
穴與肱二頭肌肌腱炎
相關位置圖

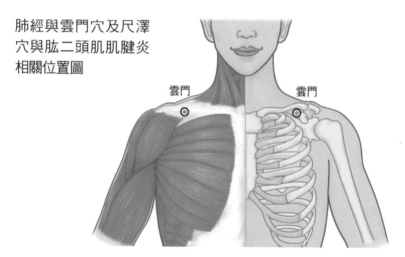

非常腫痛。已經有五十肩的病人，其肩部最頑固的腫結處也常在肩前髃，這與手臂習慣往前旋轉活動有關，最後的損傷處都落在肩前髃。

肩痛嚴重者，連帶肺經位於胸部「雲門穴」和肘關節「尺澤穴」都會出現腫結壓痛，這兩個穴位也是經筋所結之處，所以我們可以從尺澤穴（肱二頭肌腱橈側凹陷處，與肩前髃同一條肌肉）著手治療，肺經也因此成為治肩痛常用的經絡。一般民眾平日可以多揉按同側尺澤穴，有助於鬆緩肩痛。

### 2. 胸脅部：

從缺盆以下，到胸裡，最後抵達季脅這條經筋，正好包覆整個胸骨與肋骨部位，可以保護肺經和肺臟。

從缺盆到胸裡，經筋並未進入體腔，主要分佈在胸膈，可再分為淺層和深層的肌群。

淺層肌群就是胸大肌，是將手臂拉向胸部的肌肉。臨床上，胸大肌會反映出心肺的狀態，例如以手檢查肌肉的彈性，以眼觀察肌肉表層的血絡等，都能透露心肺的消息。

比較深層的肌群包括肋間肌（肋間內肌和肋間外肌）與膈肌，是很重要的呼吸肌群，可以協助肺司呼吸的功能。

本經筋結於五個部位：腕關節、肘關節、肩關節，缺盆及胸裡，

連結手臂與胸廓，所以張開手臂來擴胸，有助於肺的呼吸功能。

現在，各位可以看出肺經最在乎的部位是哪裡了吧！

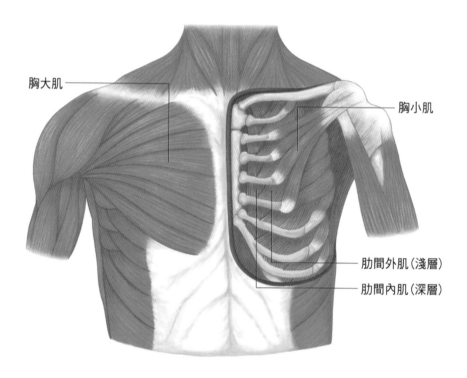

胸大肌

胸小肌

肋間外肌（淺層）

肋間內肌（深層）

## 經筋的病候

手太陰經筋的病候，可以分為兩大類：

● 與經筋循行部位有關：「所過者，支轉筋痛」。所經過的部位會出現緊繃感、卡卡感，活動不順暢，甚至還會抽筋、抽痛。這幾乎是每條經筋都會出現的情況。

● 與肺臟功能失調有關：「其成息賁者，脅急，吐血」。中醫的典籍《難經》提出「五臟之積」。「積」指出現在胸腹部的有形腫塊，與五臟功能失調有關。心之積為「伏梁」，心經會出現這個症狀，屆時再做介紹。肝之積為「肥氣」，脾之積為「痞氣」，肺之積為「息賁」，腎之積為「奔豚」，合稱為「五臟之積」。

此段病候就是肺之積「息賁」的症狀。《難經》解釋息賁為「在右脅下，覆大如杯，久不已，令人灑淅寒熱，喘咳，發肺癰」，肺有病，除了喘咳，右脅下還會出現腫塊，導致脅下緊繃拘急感，甚至肺葉生瘡，形成膿瘍而吐血，顯示病情已經很嚴重了。

造訪了肺經的經絡四大系統後，應該對經絡會有更深刻、更立體的認識。

身為人體的首發經絡，肺經經絡四大系統以肺臟為核心，肺經經脈系統為主幹，從胸腹部走到手指。透過經脈系統，肺臟連結大腸與胃，心、肝、腎三條經脈也主動來連結肺臟，一起完成人體重要的呼吸納氣、啟動衛氣與氣血水的代謝功能；經別系統則在體內加強表裡臟腑肺與大腸的聯繫；絡脈系統在體外，加強表裡經絡肺經與大腸經的聯繫。經別與絡脈可以視為經脈的備用系統，以確保肺與大腸之間的連結關係安全無虞。經筋系統全然包覆經脈循行路線以及肺臟所在的胸脅部，以保護肺臟並且協助肺的呼吸功能。

由於設想到大家對於經絡概念比較陌生，肺經又是第一條經絡，所以許多重要觀念會在文中反覆出現，讓大家溫故知新。

中醫向來重視身體與心理的平衡，當我們掌握了每條經絡的四大系統，其實就是掌握維護自己身心平衡健康的鑰匙。

恭喜您已經用這把金鑰進入了肺經健康之門！接下來我要跟大家介紹照顧身體健康的肺經精選穴位，以及維護心理和諧的經絡人生哲學。

# 肺經的保健

## 肺經經脈圖和經穴圖

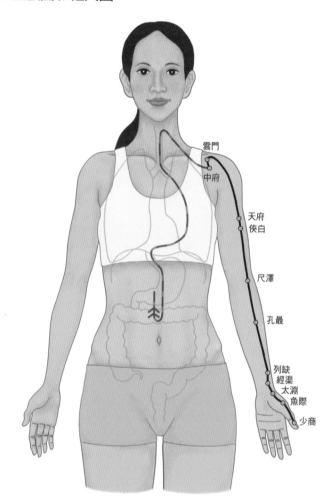

肺經經脈圖，是從胸腹部經手臂到拇指的整條路線。
肺經經穴圖，只有從「中府穴」到「少商穴」的路線。

肺司呼吸，主表跟皮毛，主導全身的氣、血、水的運行。肺的功能這樣厲害，一般人也可以在短短的肺經上自我保健。

肺經共有十一個穴位，分布著重在上肢，胸部外側只有二個穴位。從胸部外側接近肩膀的「中府」、「雲門」穴開始，順著手臂上的經脈路線，最後抵達拇指末梢的「少商」穴。

## 肺經經脈與經穴的差異

肺經經脈在胸腹部的循行路線上沒有穴位，其實十二經絡都有這樣的現象，亦即，經穴不會出現在經脈循行所過的所有路線上，請參考左圖。

讀者們別擔心，經穴雖然沒有分佈在經脈所有部位上，但都具備足夠的能力去治療全部的病症。同理，肺經十一個穴位也能充分治療胸腹部及臟腑疾病。

人體是講究團隊工作，肺的功能雖然很強，仍須與其他臟腑合作。將肺與其他臟腑的合作關係及肺經之中適任的穴位繪成下圖。

## 肺臟的經絡關係（秘密社團）圖與穴位對照圖

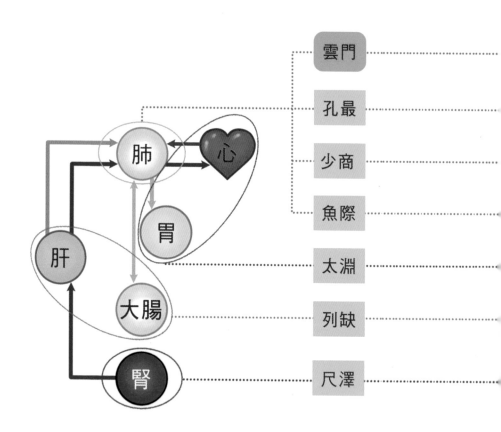

雲門
孔最
少商
魚際
太淵
列缺
尺澤

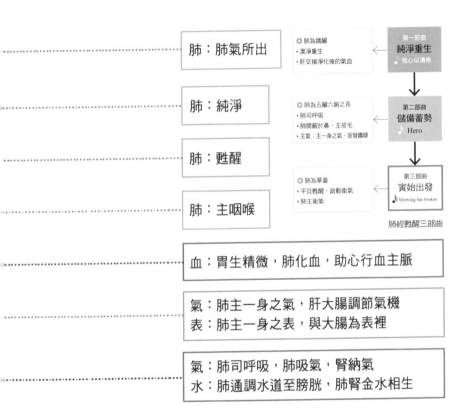

肺：肺氣所出

◎肺為嬌臟
・潔淨重生
・肝交接淨化後的氣血

**第一部曲**
**純淨重生**
♪ 我心似清泉

肺：純淨

◎肺為五臟六腑之長
・肺司呼吸
・肺開竅於鼻，主皮毛
・主氣：主一身之氣，宣發肅降

**第二部曲**
**儲備蓄勢**
♪ Hero

肺：甦醒

◎肺為華蓋
・平旦甦醒，啟動衛氣
・肺主衛氣

**第三部曲**
**寅始出發**
♪ Morning has broken

肺：主咽喉

肺經甦醒三部曲

血：胃生精微，肺化血，助心行血主脈

氣：肺主一身之氣，肝大腸調節氣機
表：肺主一身之表，與大腸為表裡

氣：肺司呼吸，肺吸氣，腎納氣
水：肺通調水道至膀胱，肺腎金水相生

●肺臟本身功能：顯現在肺經甦醒三部曲，有四個穴位適任（後面再介紹）。

●肺與心、胃：肺將胃吸收的精微物質轉化為血之後，輸送給心。肺再以呼吸行氣，幫助心臟行血主脈。「太淵穴」中醫稱為「脈會」，與脈搏的穩定有關。

●肺與肝、大腸：肺主一身之氣，肝膽有著春天般特有的升發之氣，可以將氣機向上推動；大腸屬腑，六腑（膽、小腸、胃、大腸、膀胱、三焦）主要處理食物水飲，飲食從唇口而入，到肛門尿道而出，這段路程必須下行為順，如果反其道而上逆，就會出現噯氣、噁心甚至嘔吐的現象，所以中醫說「腑氣以降為和」，大腸的氣機向下推動。肝氣向上，大腸氣向下，有助於肺的宣發肅降功能。另外，肺主表，相表裡的大腸經還能協助肺治療表證。在絡脈篇章介紹過的絡穴「列缺穴」就是最佳人選。

●肺與腎：肺與腎金水相生，密切合作。肺司呼吸，肺為氣之主，腎為氣之根，肺吸氣，腎納氣，共同完成正常的呼吸。肺通調水道下輸膀胱，腎是膀胱的老闆，肺要跟膀胱合作，當然須經過腎同意。「尺澤穴」恰是肺經最善於處理水的穴位。

# 肺經的重要穴位與功能

　　肺經雖然只有十一個穴位，因為肺功能強大，每個經穴也武藝高強。依照前面圖表順序簡要介紹。穴位後面括弧的英文與數字是穴位國際編碼。肺經簡稱來自英文肺的英文 Lung 簡稱為 LU，後面數字為該穴位在本經的順序，如雲門穴 LU2，表示是肺經的第二個穴位，餘此類推。

　　由於本書以介紹經絡為主，穴位為輔，加上書刊網路上都有許多穴位資料，本書不再贅述，否則會變成厚到可以當枕頭用的「枕頭書」。

　　●**雲門穴**（LU2）：胸前壁外上方，胸大肌與三角肌之間凹陷處。

　　簡單取穴法：在肩膀內側，從圓圓的肱骨頭向胸部平行滑動，就在鎖骨下方的凹陷處。

　　雲出天氣，天氣通於肺，古人認為雲門穴就是肺氣所出的門戶。按摩此穴可以疏通肺經，增強肺臟機能，也可以改善肩膀痛。

　　●**孔最穴**（LU6）：尺澤與太淵的連線，腕橫紋上 7 寸處（腕關節到肘關節共 12 寸）。

簡單取穴法：在手臂內側前線，用另一手的拇指從腕關節向肘關節推進，約在手臂 1/2 以上的位置，會感覺拇指下的肌肉開始變寬大，就是孔最穴。

孔最穴是肺經的郄穴。每條經的郄穴都善於治療所屬臟腑經絡的急性發炎疼痛。在甦醒三部曲的首部曲是肺接受來自肝經淨化過的氣血，肺臟「以身試法」用自己的嬌性檢測品質。若有不淨的氣血，肺會反應在寅時咳嗽，也會反應在孔最穴附近，警告身體「異形入侵」要趕緊處理，否則將會導致嚴重後果。

對於孔最穴這項特質我個人感受良深！因平日有喝茶習慣，茶葉來自四面八方，品質不一。如果茶葉不乾淨（我懷疑有其他化學殘留物），喝了之後，從孔最到尺澤這段經筋突然非常痠痛，忍不住會用手揉按；若不死心還繼續喝，接下來胸口開始緊悶，胸肌出現痛感，會想用手敲胸口、捏胸肌，此時只好順應身體的感受，停止喝這泡茶。而手臂和胸口的痠痛，卻要好一會兒才能慢慢緩解。從此以後挑選茶葉備加小心，以免傷害了嬌嫩的肺臟。

●**少商穴**（LU11）：在拇指末稍的橈側，指甲根旁約一分處。

少商是井穴。井穴都位在手腳末梢，人體有十二條經絡就十二個井穴，刺激性很強，是急救的要穴，常用在高燒、昏迷等情況，可以退燒，開竅醒神。在甦醒三部曲第三部是寅始，少商

穴正是喚醒的要穴，昏沉時刻可以手掐穴以醒神。

另外，少商是肺經井穴，對於急性咽喉痛，聲啞難出，無法吞嚥的急症，少商放血很有效。

●**魚際穴**（LU10）：拇指本節後凹陷處，當第一掌骨中點橈側（即大魚際肌肉上），赤白肉際。本穴在手掌內面，第一掌骨靠近食指的方向（橈側），掌骨邊緣，掐下去非常痠脹痛才是喔。

肺主咽喉，魚際穴可以快速舒緩喉嚨緊縮、乾癢、頻頻咳嗽的狀況，按壓就有效。我自己身在超冷的冷氣房或是長時間講課，喉嚨開始乾乾緊緊想咳嗽時，就會偷偷掐魚際穴，喉嚨馬上就會鬆開，但手掌會很酸！

●**太淵穴**（LU9）：在腕關節的橫紋橈側，橈動脈跳動處。

太淵穴因為在動脈跳動處，中醫稱為「脈會」，可以調節心律。但因為在血管上，不好按摩，可以選用跟它一筋之隔的陽溪穴（大腸經）。

太淵穴對於牙痛有特效，臨床上我們用來治療各式各樣的牙痛，效果不錯。部分病人因為牙組織嚴重損傷，必須前去牙科治療前，我們會在太淵穴埋針，減緩牙痛感。若是拔牙，當麻藥退去後，太淵穴可以持續發揮緩解疼痛的功效。

各位會懷疑，太淵穴不是在血管上，可以下針嗎？可以呀！中醫師的巧手在下針時會避開血管的，別擔心！

● **列缺穴**（LU7）：絡脈篇已介紹。

● **尺澤穴**（LU5）：在肘關節的橫紋外側，肱二頭肌腱橈側凹陷處。

尺澤穴是肺經中最能補水的「水噹噹」穴位，水分不足的喉嚨乾癢、皮膚乾燥都很有效，揉按也可緩解肩膀痛。

我們常在肘關節內側拔罐來清肺熱、退燒，還有促進血液循環的功效。肘關節內側的三條經絡都與心肺有關，長期使用電腦的人，手肘彎曲久了之後，氣血瘀滯，若能適時拔罐，一方面鬆解肘關節，一方面改善心肺功能，這也是之前流行在手肘拍痧的保健原理。

【提醒】：手部三條陰經取穴時，記得翻掌，讓掌心朝上才會找到正確的位置。

## 肺經教我們的自我保健法

由於經絡系統連結內臟和肢體，所以當我們伸展肢體及按摩穴位時，就等於是在按摩內臟，為身體做 SPA，是集「簡便廉效」於一身的現代保健利器。

●**伸展肢體**：配合肺經經絡圖的動作，豎起拇指，展開雙臂，打開胸廓，深度且緩慢的呼吸，就是疏通肺臟和肺經的最佳伸展動作。寅時屬於肺經的時辰，早上起床之後，特別適合做此伸展動作。

由於肺主呼吸，肺經又起於中焦的腹部，建議可以採用腹式呼吸，剛好與肺經循行相合。

腹式呼吸特別著重在橫膈膜的運動。吸氣時使橫膈膜下壓下降，讓胸腔盡量擴大，空氣就能進到肺部更深處，上腹部也會隨著突起。吐氣時，橫隔膜放鬆而上升，幫助氣體排出。簡單的說，就是吸氣時讓腹部逐漸凸起，吐氣時使腹部逐漸凹陷的呼吸法。

從中醫的角度來說，前面介紹過，肺與腎共同完成人體的呼吸任務，肺主出氣，腎主納氣，腹式呼吸時，腹部隆起，空氣可以進到丹田，也就是進到腎臟，由腎收納，呼吸會深且長，有更多的空氣含量和較長停留時間得以滋養人體，所以自古以來的養

生法都注重呼吸。

現代研究也指出，腹式呼吸法可以提高肺活量，緩解壓力及促進消化，對於呼吸系統、心血管系統、淋巴系統、自律神經系統、內分泌系統等功能都有助益。

●**穴位按摩：**讀者們可以依據前面七個穴位的特性來自我保健。例如，在一個絕對不能咳嗽的場合，包括參加古典音樂會，或者老闆在台上致詞，你又剛好坐在第一排時，都可以偷偷按壓手掌的魚際穴來舒緩喉嚨。

當然，依據病症的情況，穴位也可以合用，以加強效果。例如：

喉嚨痛：可以掐少商，按魚際穴；咳嗽，可以揉孔最穴和尺澤穴。以上兩種情況，若因感冒引起，都可以加上列缺穴。

肩膀痛：可以按雲門穴和尺澤穴，如果兼有脖子緊，後頭硬的狀況，也可以加上列缺穴。

頭頸部的僵硬痠痛：如因感冒、落枕或姿勢不良等引起者，都可以按摩列缺穴。(列缺穴超級好用吧！所以才能成為肺經的代表穴。)

除了穴位按摩之外，平日多按揉手肘到拇指的肺經路線能強化肺臟功能，也能讓您聲如黃雀，膚白如雪，細緻嬌嫩，呼吸順暢，心胸開闊，心情愉快喔！

●**護肺食療：**中醫向來注重食療，所以飲食方面可以依據五行及五色來選擇適合的食品。

肺的五行屬金，一般常說「真金不怕火煉」，但是日常生活中的火可真能融化金屬，五行中的火也真會剋金，所以燥熱容易上火的食物也會損傷肺臟，如辣椒、香菸及油煙等，都盡量不要碰。

該吃什麼來照顧嬌嫩的肺呢？

肺的五色為白色，因此白色的蔬果，如白木耳、蓮子、山藥、百合、水梨等，都能照顧嬌嫩的肺臟。

此外，在五行的相生關係上，脾土能生肺金，對肺有益，加上肺經起於中焦，又循胃口上行，脾與胃都是肺的良師益友，所以，凡是有助於脾胃的食物也能增強肺的功能，例如：黃耆、黨參、米粥等，這也是民間流行的保健藥膳之中，所蘊含的中醫智慧。

# 肺經的
# 人生哲學

## 肺經的人生哲學：
## 接納涵容，開懷讚美，勇氣魄力

身為相傳之官，有著其他臟腑經絡所沒有的高度與廣度。

肺經連結胸口、肩臂及大拇指，當我們豎起拇指，展開雙臂，打開胸廓，就是展開肺經。

肺的五行屬金，肺又藏魄，在決斷事情上是剛毅明快且有魄力的。肺經讓我們敞開胸（肺）懷，具有主動迎向每一天新生活挑戰的勇氣，更能涵容接納各種事物。還能以出自「肺腑之言」來真心稱讚別人的胸襟氣度。這其中的關鍵都在大拇指。

我們可以選擇：

豎起大拇指，稱讚別人！

也可讓拇指帶領其餘四指一起張開，打開手掌，擁有全世界！

也能讓拇指跟著其他四指一起緊握拳頭，來表達憤怒與抗拒。

生命會因著我們的選擇而有不同的風貌，決定權在我們自己。

我的恩師周左宇老師的生活哲學是：

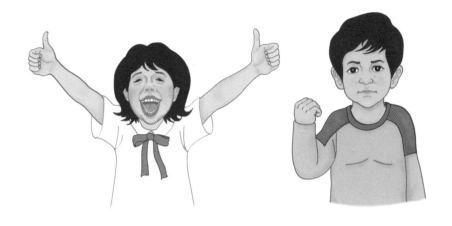

人逢老年掌朝下，一天到晚笑哈哈，

兒孫之事不需問，心平氣和度年華。


　　手掌心向下或向上決定了是要給予或是接受施捨，翻掌的動
力都來自大拇指。一個指頭之差，心情截然不同，境遇應該也很
不同吧！


　　恭喜您，已進入經絡的奇妙殿堂，感受到經絡的魅力了吧！
後續還有更豐富、有趣的奧秘，歡迎繼續前進，一起解密。

**國家圖書館出版品預行編目 (CIP) 資料**

經絡解密 . 卷一:開啟人體經絡奧秘的第一道
金鑰 —— 經絡啟航+肺經 / 沈邑穎著 . -- 初版 .
臺北市 : 大塊文化 , 2018.02
　面 ;　公分 . -- (Smile ; 146)
ISBN 978-986-213-871-7( 平裝 )

1. 經絡 2. 經絡療法

413.165　　　　　　　　　　　107000004

LOCUS

LOCUS